FÉDÉRATION
DES
OFFICIERS & SOUS-OFFICIERS DE SAPEURS-POMPIERS
DE FRANCE & D'ALGÉRIE

MANUEL
DES
PREMIERS SECOURS

A l'usage des Sapeurs-Pompiers

PAR

LE DOCTEUR CH. LE PAGE
Médecin municipal
Médecin-Major du bataillon de Sapeurs-Pompiers
de la ville d'Orléans

(TROISIÈME MILLE)

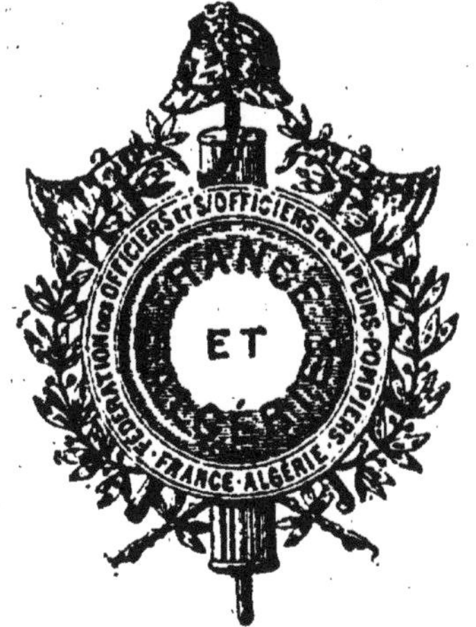

ORLÉANS
...S MICHAU ET Cie, IMPRIMEURS-ÉDITEURS
1894

MANUEL

DES

PREMIERS SECOURS

(TROISIÈME MILLE)

FÉDÉRATION

DES

OFFICIERS & SOUS-OFFICIERS DE SAPEURS-POMPIERS

DE FRANCE & D'ALGÉRIE

MANUEL

DES

PREMIERS SECOURS

A l'usage des Sapeurs-Pompiers

PAR

LE DOCTEUR CH. LE PAGE

Médecin municipal

Médecin-Major du bataillon de Sapeurs-Pompiers

de la ville d'Orléans

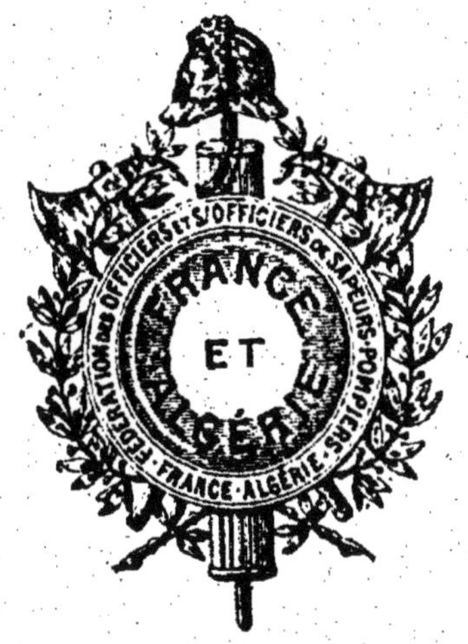

ORLÉANS

GEORGES MICHAU ET Cie, IMPRIMEURS-ÉDITEURS

1894

CONCOURS

Manœuvre d'Ambulance et de Secours aux Blessés

RÈGLEMENT

ARTICLE PREMIER.

Une manœuvre d'ambulance et de secours aux blessés est créée dans les Concours de pompes à incendie, à partir de 1894. (Décision du Congrès de Besançon, septembre 1893.)

Elle sera facultative pour toutes les compagnies ou subdivisions qui prendont part aux Concours.

ART. 2.

Chaque compagnie ou subdivision demandant à concourir devra présenter au moins deux hommes exercés.

ART. 3.

Les épreuves comprendront :

1° Deux questions orales pour chacun des deux sapeurs, sur les secours à donner aux blessés ;

2° Une manœuvre d'ambulance que ces deux sapeurs auront à exécuter.

Ces questions orales et le sujet de la manœuvre seront les mêmes pour tous les concurrents.

Art. 4.

Le Jury d'examen sera désigné par le Président de la Fédération.

Art. 5.

Des prix spéciaux seront accordés pour cette manœuvre.

INTRODUCTION

Dans la plupart des communes de France qui ont organisé un corps de Sapeurs-Pompiers, on ne prend guère souci d'exercer quelques hommes choisis, et de leur indiquer quels sont les premiers secours à donner aux victimes des incendies.

Il n'en est pas de même à l'étranger, et nous avons pu voir lors du Concours International du Havre, en 1892, les brigades anglaises de Sapeurs-Pompiers, faire des simulacres de sauvetage et des manœuvres d'ambulance très remarquables.

Mon intention n'est point ici d'indiquer aux Sapeurs-Pompiers, que leur premier devoir est de s'assurer, en arrivant sur le lieu d'un sinistre, qu'il n'y a plus personne en danger, ni comment ils doivent s'y prendre pour sauver ceux qui n'auraient pu le faire dès le début eux-mêmes. Inutile également d'énumérer les engins de sauvetage qui sont à leur disposition, et dont la description et l'usage se trouvent indiqués suffisament dans les manuels que tout sapeur qui désire s'instruire, doit avoir en sa possession.

Mais comme l'indique lui-même le titre de ce travail, mon but en l'entreprenant, est d'éduquer ceux qui n'en ont pas l'habitude, et de les éclairer sur les premiers secours à donner aux trop nombreuses victimes des incendies.

Je laisse à l'usage et à la pratique, le soin de me faire connaître si l'idée qui a conçu ce livre est bonne, si les matériaux sont utilement réunis, s'ils peuvent être facilement employés. L'avenir me dira si l'entreprise était nécessaire, si mes efforts ont été suffisants.

Chaque bataillon, compagnie ou subdivision de Sapeurs-Pompiers, par le fait même du rôle pour lequel ils sont créés, doit en effet posséder plusieurs hommes capables de donner les premiers soins aux victimes des sinistres qu'ils combattent, et de porter secours, au besoin, à ceux de leurs camarades qui peuvent être blessés en contribuant à l'extinction des incendies, ou même lors des manœuvres mensuelles préparatoires.

Les bataillons et les compagnies des grandes villes ont, il est vrai, leurs médecins appelés à donner ces premiers secours ; mais il est, malgré cela nécessaire que quelques-uns de leurs hommes sachent leur prêter leur concours, et au besoin soient capables de les remplacer dans une certaine mesure, pour les soins les plus urgents, s'ils arrivent avant leur chef sur le lieu du sinistre.

Dans les compagnies et les subdivisions, auxquelles n'est pas affecté un médecin, et c'est de beaucoup le plus grand nombre, il appartient aux officiers, et à leur défaut à leurs sapeurs, de donner ces premiers secours ; il est du devoir de tout officier qui veut être à la hauteur de sa mission, et c'est le but de tout officier de Sapeurs-Pompiers français, d'apprendre à prodiguer ces soins urgents, de la promptitude desquels dépend souvent une vie humaine.

Il est donc nécessaire que tous les officiers acquièrent ces quelques notions, indispensables pour secourir leurs semblables ; il est également utile que, dans leurs compagnies, ils choisissent quelques hommes intelligents, tout spécialement chargés de ce soin.

Il nous parait urgent que *deux ou quatre hommes, selon l'effectif des compagnies, soient spécialement dressés dans ce but.*

Pour que ces leçons soient véritablement fructueuses, et pour être prêts à les mettre en pratique lors du besoin, il est également utile que les communes s'imposent un très léger sacrifice, pour pourvoir leurs Compagnies de Sapeurs-Pompiers de quelques médicaments et appareils indispensables, comme nous le verrons, pour parer à tous les besoins.

Aujourd'hui, la plupart des communes qui ont

organisé une compagnie, sont dépourvues de médecin, et ont encore moins de pharmacien. S'il y arrive un accident, il faut courir parfois à 15 ou vingt kilomètres, après un médecin que l'on n'est pas toujours sûr de rencontrer. *Quelques hommes exercés et une caisse de secours dans ces communes sont donc appelés à rendre d'incalculables services.*

La caisse de secours ou le sac d'ambulance, remisés avec le matériel au centre de la commune, sont toujours sous la main au moment des accidents qui peuvent se produire.

A l'heure actuelle, où l'armée s'organise, où le service de santé travaille avec acharnement à son perfectionnement, n'est-il pas naturel que les corps de Sapeurs-Pompiers qui ont tant de point de contact avec l'armée, voient également leurs médecins chercher à soulager les victimes du fléau qu'ils combattent, et s'exercent par tous les moyens possibles à sauver la plus grande partie de leurs blessés.

Courage donc et à l'œuvre! et ce que nous avons vu faire à l'étranger, nous le ferons nous aussi.

C'est là du reste un excellent exemple à suivre, et il semble bon que dans les concours de l'avenir, on institue une épreuve spéciale, théorique et pratique de secours aux blessés, épreuve qu'à la suite des brigades anglaises, nous nommerons :

manœuvre d'ambulance et de secours aux blessés.

Cette épreuve pourrait être facultative pendant quelques années, tout en donnant une meilleure note ou des prix spéciaux aux Compagnies qui présenteraient des hommes exercés.

Puis plus tard, on la rendrait obligatoire pour tous les concurrents, et on forcerait ainsi peu à peu chaque Compagnie, à instruire ses hommes et à se suffire à elle-même en cas d'accident (1).

Ce petit manuel pourra également rendre quelques services aux Sociétés de gymnastique : dans les exercices périlleux qu'elles exécutent, les dangers sont parfois assez sérieux et peuvent être suivis de graves accidents. Quelques-unes possèdent des médicaments et quelques objets de pansement.

C'est un usage qu'il serait bon de voir se généraliser ; et là encore, instruire quelques-uns des membres sur les premiers secours à donner, en attendant l'arrivée d'un médecin, serait certainement faire œuvre humanitaire.

(1) Ce vœu vient d'être accepté par la Fédération des officiers et sous-officiers de France et d'Algérie, le 9 septembre 1893, en son congrès tenu à Besançon. A partir de 1894, dans chacun des concours de pompes, donnés sous ses auspices, il y aura une manœuvre facultative d'ambulance, comme l'indique le règlement adopté par elle et qui se trouve reproduit en tête de ce manuel.

Les agents de police, sans cessé sur la voie publique, sont les premiers témoins des accidents de la rue ; puissent-ils dans ces quelques notions, trouver le moyen pratique de porter secours à ceux qui souffrent.

Et si, un jour ou l'autre, il parvenait jusqu'à moi que, grâce aux simples conseils donnés par ce manuel, la vie d'un seul homme avait pu être sauvée, je serais heureux d'avoir eu la pensée de le mettre au jour, et d'avoir contribué à conserver à la Patrie un de ses enfants.

Orléans, le 25 juillet 1893.

Dr Le Page.

PREMIÈRE PARTIE

Du personnel et du matériel

CHAPITRE PREMIER

De l'infirmier

SOMMAIRE. — Nombre d'hommes à instruire par compagnie. — Qualités d'un bon infirmier. — Son recrutement. — Son rôle. — Son instruction. — Ses insignes.

1. — Le nombre d'hommes à choisir et à exercer dans chaque compagnie variera évidemment avec l'effectif du corps, avec la dissémination des hommes dans les villes, et par suite l'organisation des compagnies; mais il nous semble nécessaire dans les communes ordinaires d'avoir au moins deux hommes exercés.

Je laisse aux médecins des compagnies des grandes villes le soin d'organiser eux-mêmes ce service qui leur incombe.

Dans le bataillon de la ville d'Orléans, bataillon à trois compagnies, où tous les hommes sont prévenus en cas de sinistre, j'ai à ma disposition un infirmier par compagnie, et en plus un caporal infirmier.

C'est le minimum admissible pour une grande ville.

2. — Chargé de relever les blessés, de les éloigner du lieu du sinistre, de leur donner les premiers soins, en l'absence du médecin, l'infirmier doit être robuste, énergique et dévoué.

Trois autres qualités lui sont aussi nécessaires : l'adresse, la patience et la douceur.

Voilà ce que doit être l'infirmier; comment le recrutera-t-on ?

3. — Il est évident que, dans chaque compagnie, les hommes qui ont fait leur service militaire dans les sections d'infirmiers militaires ou comme infirmiers ou brancardiers régimentaires, seront choisis de préférence.

Outre qu'ils auront déjà les premières notions, acquises pendant leur service militaire, leur rôle d'infirmier de sapeur-pompier aura pour excellent avantage de leur entretenir la main, et en les maintenant toujours en haleine, de les rendre prêts à remplir leur belle mission avec plus d'assurance et plus de confiance en eux, en cas de mobilisation générale.

S'il n'y a point d'hommes de cette catégorie dans la compagnie, on aura plus d'avantage à faire appel aux volontaires, qui s'acquitteront toujours mieux du travail demandé, que ceux à qui on l'impose.

4. — Ces hommes choisis devront être exercés, à chaque manœuvre, à faire des pansements, à arrêter des hémorragies, à faire des appareils de fracture, à manier leur brancard.

Ces exercices devront être exécutés sous la direction des médecins, ou, à leur défaut, des officiers commandant les compagnies.

On ne saurait trop insister surtout sur le maniement du brancard, qui devra être connu à fond, dans tous ses détails, pour éviter aux blessés transportés les souffrances intolérables que leur causeraient la brusquerie et une mauvaise manœuvre.

Dans les compagnies pourvues d'un médecin, cet officier, outre l'instruction de ses infirmiers, se trouvera bien de faire devant toute la compagnie rassemblée, quelques conférences simplifiées sur ces premiers secours.

Cette expérience a été tentée par nous ; elle ne peut produire que de bons résultats.

C'est du reste ce qui a lieu au régiment de Sapeurs-Pompiers de la ville de Paris.

C'est pour cela qu'il nous a semblé utile de réunir ces quelques conseils, tirés de nos conférences et de nos leçons à nos infirmiers, afin qu'ils puissent servir de guides à d'autres; c'est de là qu'est née l'idée de ce manuel.

5. — Enfin, les infirmiers devront être munis d'un insigne spécial, à l'aide duquel un camarade blessé pourra facilement les reconnaître pour leur demander secours.

Le seul insigne qui puisse être admis dans ce cas, c'est le port sur le bras gauche, du brassard prescrit par la convention de Genève, et qui est dévolu à tout infirmier militaire et à tout membre de la Société de Secours aux blessés.

Il est formé d'une bande de toile blanche, large de trois doigts, et portant en son milieu une croix d'étoffe rouge. Ce brassard est du reste universellement connu.

CHAPITRE DEUXIÈME

Du matériel

SOMMAIRE. — § I. *Des objets de pansement et des médicaments.* — Sac d'ambulance. — Caisse de secours. — Nécessaire d'ambulance d'Edouard Etienne. — § II. *Du brancard.* — Sa description.

§. I. Des objets de pansement et des médicaments.

6. — Voilà donc notre infirmier choisi. Quels seront ses moyens d'action ?

Au bataillon d'Orléans, nous avons adopté le système suivant :

Chaque infirmier est porteur d'un sac d'ambulance ; il le conserve chez lui et en est responsable, il le porte à chaque manœuvre et à chaque incendie ; en un mot, il ne doit jamais s'en séparer en service.

Ces sacs, construits selon mes indications, je les recommande tout spécialement aux compagnies, qui n'ont aucun matériel jusqu'à ce jour, et qui désirent s'en procurer. Je me mets à leur disposition pour leur en faire établir de semblables.

Le prix de revient est de 80 fr.

Ils sont de la grandeur des havre-sacs d'infanterie ; tout le matériel en médicaments et objets de pansement, dont ils sont composés, est renfermé dans une boîte en tôle de la grandeur du sac.

Ce matériel est rangé dans le sac de la façon suivante (voir figure 1).

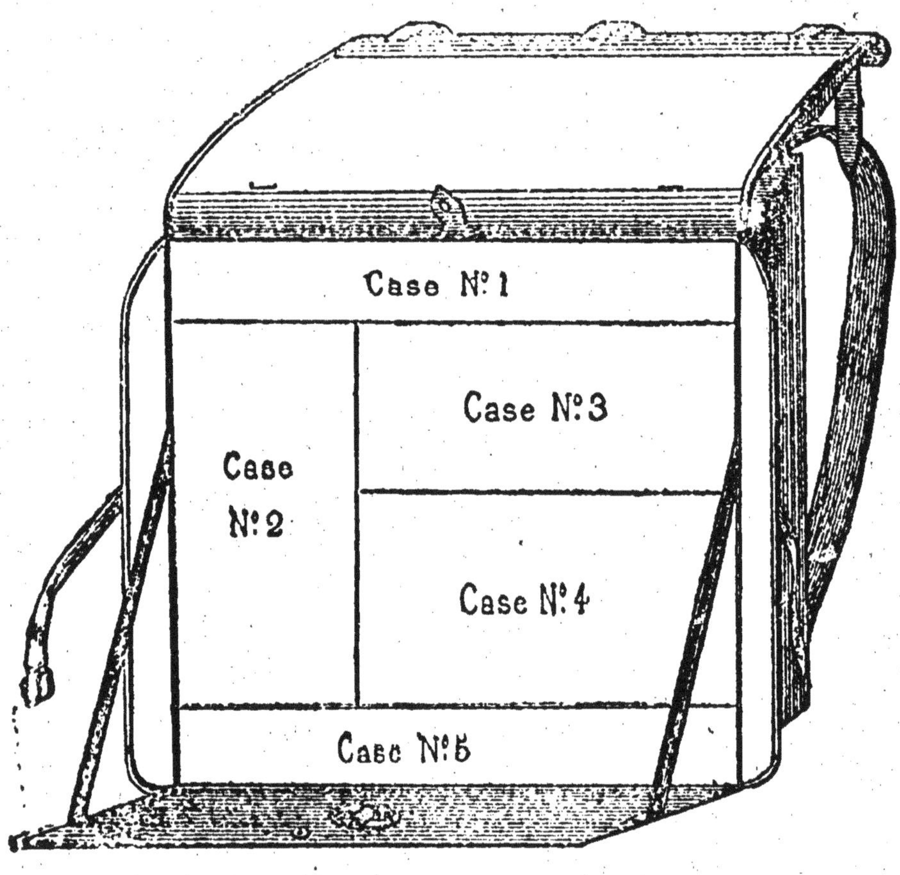

(Fig. 1.)

Sac d'ambulance à l'usage des Sapeurs-Pompiers.

Case n° 1, renferme de droite à gauche :

6 bandes de toile de 5 mètres ;

36 compresses de gaze au sublimé, en trois paquets ;

Case n° 2, contient une boîte en fer blanc pouvant au besoin servir de bassin pour lavage des plaies.

Cette boîte renferme :

4 feuilles de taffetas d'Angleterre ;

4 aiguilles à suture ; 50 épingles à suture ; dans une petite boîte en carton.

12 épingles anglaises, dans une seconde boîte en carton ;

3 lacs en treillis avec boucle, 1 tire-bouchon et des bouchons de rechange.

6 bandes de gaze au sublimé ;

1 bande de caoutchouc pour arrêt des hémorragies ;

1 pot de 50 grammes de vaseline boriquée ;

1 flacon de catgut, pour ligatures d'artères ;

1 flacon de crins de Florence, pour sutures ;

1 morceau de taffetas caoutchouté ;

Une petite trousse renfermant un bistouri, une paire de ciseaux et deux pinces hémostatiques.

Case n° 3, contient un paquet de 250 gr. de coton au sublimé.

Case n° 4, contient dans des compartiments spéciaux les médicaments suivants :

1 flacon d'alcool camphré ;

1 flacon d'extrait de Saturne ;

1 flacon de perchlorure de fer ;

1 flacon d'ammoniaque ;

1 flacon d'éther sulfurique ;

1 flacon d'eau de mélisse ;

1 seringue de Pravaz, pour injections sous cutanées d'éther ;

1 paquet d'amadou ;

1 gant de crin, pour frictions.

Case n° 5, 4 attelles en tôle pour appareils de fracture, coulissées l'une dans l'autre ;

1 écharpe triangulaire, en toile, pour fracture du bras, pouvant au besoin être transformée en bandage de corps, pour fractures de côte ; 1 tourniquet à baguettes ; 2 lacs en treillis avec boucle entourant le tout.

Une couverture grise est roulée sur le pourtour du sac, destinée à faire les appareils de fracture et à porter secours aux asphyxiés.

Ce sac peut au besoin être fixé sur l'un des

chariots du matériel d'incendie, ou logé dans une voiture de premier départ.

Notre manuel des premiers secours, dans lequel se trouvent à la fois la nomenclature de ce sac et les soins à donner aux blessés, se trouve renfermé dans le sac d'ambulance que je viens de décrire (1).

7. — Demander à toutes les communes qu'elles adoptent ce type uniforme, cela est chose à peu près impossible ; des circonstances budgétaires et autres, peuvent faire varier à l'infini ces appareils de secours, je le sais.

Voici du reste pour en permettre le choix, quelques uns de ceux qui peuvent encore être adoptés.

En première ligne, il me faut citer le sac d'ambulance du ministère de la guerre, sac sur lequel sont copiés ceux du bataillon d'Orléans.

(1) Ce sac contient quelques objets, tels que bistouri, pinces, aiguilles, catgut pour ligatures, crins pour sutures, seringue de Pravaz, qui sont plutôt destinés au médecin appelé pour accident grave et qui sera heureux de les trouver immédiatement sous sa main. L'infirmier n'aura pas à s'en servir, à moins de connaissances spéciales.

Les sinapismes ont été supprimés du sac, car ils ne se conservent pas.

Ce sac d'ambulance que porte chaque infirmier militaire dans les bataillons d'infanterie a l'aspect du hâvre-sac du soldat ; il est divisé à l'intérieur en plusieurs compartiments, renfermant les principaux médicaments et objets de pansement, dont il est composé. Mais ce qui m'a fait rejetter l'emploi de ce sac, c'est qu'il contient bien des médicaments utiles sur le champ de bataille ou pour un régiment en marche, mais inutiles aux corps de Sapeurs-Pompiers, tels que : bismuth, chloroforme, opium, morphine, quinine, ipéca ; il renferme en outre un matériel de pharmacie également inutile pour nous.

Ce qui a fait établir un prix de revient très supérieur au nôtre, surplus qu'il est absolument inutile de dépenser.

8. — A côté de ces appareils de secours portatifs, on fait encore des caisses de secours, qui sont plus volumineuses, sans être plus complètes, et qui par cela même sont plus encombrantes, et par suite plus difficiles à placer sur le matériel d'incendie. En outre, elles coûtent beaucoup plus cher.

9. — Enfin, je ne puis passer sous silence

un nécessaire nouveau d'ambulance, d'autant mieux qu'il est le brevet d'un Sapeur-Pompier de Fécamp (Seine-Inférieure).

Ce nécessaire de M. E. Etienne peut se fixer sur le chariot des pompes.

Après le sac d'ambulance, c'est là certainement la caisse de secours la mieux comprise.

Il est contenu dans une enveloppe en tôle galvanisée, qui se fixe au flasque droit du chariot de pompe, sans gêner en rien la manœuvre de la pompe. Elle mesure 40 centimètres de long, sur 14 de haut et 8 de large.

Le nécessaire se retire de cette enveloppe à l'aide d'une anse et peut être facilement transporté sur le lieu même de l'accident.

Il contient un flacon de cognac, un flacon de liniment pour brûlures, un flacon d'eau chlorurée pour les asphyxiés par gaz des fosses de vidanges, un flacon de vinaigre, un flacon d'ammoniaque, un flacon d'éther, un gobelet pour employer ces médicaments, du diachylon pour plaies, une cuillère, des bandes en toile, des épingles, aiguilles, fil, ciseaux, couteaux, pince, éponge, serviette et linge pour pansement, une seringue, contenant des sinapismes, une brosse en crin, une plume, deux flanelles, une courte instruction accompagne ces objets.

Le reproche à faire à ce nécessaire, et il est bien facile d'y remédier, c'est de ne pas tenir compte de l'antisepsie, si utile à la chirurgie; en outre, il est bien difficile, à l'usage, de faire rentrer dans ce nécessaire tout ce qu'il contient, car tout doit être sorti à chaque fois qu'on a besoin d'un objet. Néanmoins, il se recommande, par son prix, aux budgets restreints (29 francs). Quelques compagnies en sont déjà, parait-il, pourvues.

10. — Tels sont à peu près les médicaments et les objets de pansement nécessaires dans une foule de cas; nous verrons dans la seconde partie, quels services chacun d'eux pourra nous rendre. Quant aux objets de pansement, il est certain que plus d'une fois, il faudra en improviser; quelques indications seront données à ce sujet.

§ II. Du brancard

11. — Le matériel de secours d'une compagnie de Sapeurs-Pompiers doit être également complété par un brancard.

Ici encore, il existe une foule de modèles, les uns simples, les autres montés sur roues.

Vouloir en entreprendre la description serait de la pure inutilité. Je me contenterai de faire connaître *le plus simple*, et par cela même le meilleur de tous (1), adopté par le ministère de la guerre ; au fond le principe de tous les brancards est à peu près le même. Celui de la Société française de secours aux blessés en diffère fort peu, et soit dit en passant, les Comités départementaux de cette Société se feraient un devoir d'en confier quelques-uns aux communes qui en feraient la demande pour leurs compagnies de Sapeurs-Pompiers.

12. — Le brancard de l'armée se compose de deux hampes, deux traverses d'écartement, quatre pieds, une toile et deux bretelles.

Les hampes en bois de pitchpin (en frêne dans l'ancien modèle, et dans celui de la Société aux blessés) sont longues de 2 mètres 25 ;

(1) Je noterai ici l'inutilité de ces brancards compliqués, dont j'ai vu un modèle au concours de pompes de Besançon. Celui-là était garni d'un matelas à air et d'un oreiller en caoutchouc; deux pièces qu'il faut gonfler d'air à chaque fois qu'on en a besoin, qui s'abîment à ne pas servir et qui coûtent fort cher.

elles sont équarries sur toute la longueur de la toile, et arrondies à leurs extrémités, dont les bouts sont sous forme de boules, dans le but d'empêcher le glissement des bretelles.

Les deux traverses en fer qui servent à maintenir l'écartement des hampes, quand le brancard est monté, sont fixées à la face inférieure de la hampe gauche, à l'aide d'un boulon en fer forgé et à tête plate autour duquel elles pivotent. L'extrémité libre de la traverse, légèrement élargie, est percée de deux trous et d'une mortaise, destinés à recevoir, quand on monte le brancard, un tourniquet en cuivre, placé sur la face inférieure de la hampe de droite.

Les anciens brancards, et ceux de la Société française, ont leurs traverses fixées à l'avance aux deux hampes, mais munies à leur milieu d'une charnière qui, se déployant comme un compas, permet l'écartement des deux hampes.

Chaque hampe a deux pieds en bois, garnis de fer feuillard, qui sont fixés par des boulons, sur lesquels ils pivotent; ils se relèvent et s'abaissent à volonté, et leurs mouvements sont limités par des arrêts à crochet.

Les deux pieds situés sur l'extrémité têtière

des deux hampes se prolongent de 12 centimètres au-dessus de ces hampes. Les deux autres pieds ne dépassent pas l'équarissage des hampes.

La toile longue de 1 mètre 81 est clouée aux bords externes des hampes sur les trois quarts de sa longueur. Le brancard étant monté, le quatrième quart de la longueur de cette toile se relève et forme un plan incliné, qui est destiné à maintenir élevée la tête du malade. Cette partie de la toile est fixée de chaque côté aux extrémités des pieds, qui surmontent les hampes, à l'aide d'œillets en laiton, qui s'accrochent à des boutons placés à la face postérieure du haut des pieds.

Les bretelles de tissu de chanvre sont terminées d'un côté par une anse en tissu, de l'autre par une patte en cuir percée de trous; cette patte, engagée dans une boucle métallique que portent les bretelles, forme une seconde anse, au moyen de laquelle on allonge ou on raccourcit les bretelles.

Ce brancard pèse environ 10 kilogs, il est facile à transporter; roulé sur lui-même, il est peu encombrant; ses dimensions permettent de le mettre sur le côté du chariot d'une pompe (côté opposé à la hache), ou bien sous la pompe avec l'échelle à crochets, ou encore sur les côtés d'une voiture quelconque portant échelles, seaux, tuyaux ou accessoires, ou sur un chariot de premier départ.

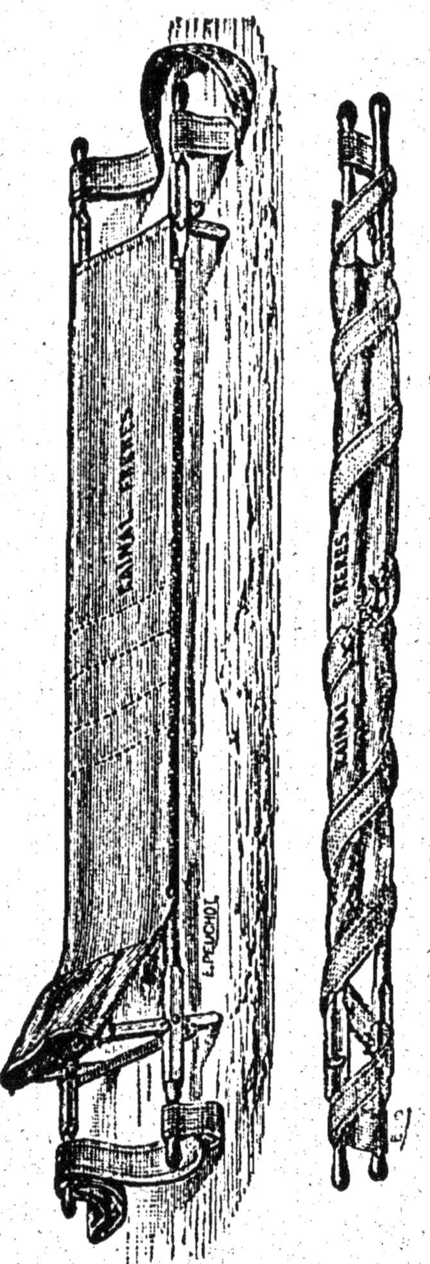

(Fig. 2) — *Brancard d'ambulance (ouvert et fermé).*

La manœuvre de ce brancard sera décrite à la troisième partie; nous y verrons également par quoi, en cas de besoin, on pourrait le remplacer, s'il venait à manquer lors d'un sinistre.

DEUXIÈME PARTIE

Soins à donner aux Blessés

CHAPITRE PREMIER

Soins généraux

SOMMAIRE. — Des soins généraux que l'infirmier est appelé à donner dans tous les accidents. — Placer le blessé dans une bonne position, le mettre à l'abri du danger. — Le débarrasser de ce qui comprime la poitrine, le ventre, le cou. — Le ranimer. — Calmer sa soif, sa douleur.

13. — Les accidents peuvent se produire : 1° Chez les sinistrés, au moment même où le sinistre débute ; 2° Pendant tout le temps que dure l'incendie ; les hommes qui le combattent sont exposés à tout accident.

14. — La présence des infirmiers est donc nécessaire au début pour porter secours aux premières victimes, et pendant tout le temps de l'incendie, pour obvier aux accidents qui peuvent s'y produire.

15. — Les accidents qui surviennent le plus

fréquemment dans les incendies sont les brûlures, l'asphyxie, les plaies et les contusions, les hémorragies, les fractures et quelques autres que nous étudierons successivement (1).

16. — Il nous faut présentement établir une distinction entre ces accidents, parmi lesquels, les uns peuvent attendre plus ou moins longtemps qu'on leur porte secours, tandis que d'autres ont besoin de soins immédiats.

L'asphyxie et l'hémorragie sont les deux plus graves, ceux auxquels il faut se hâter le plus de remédier, car dans ceux-ci, un retard de quelques secondes peut être cause de la perte d'une vie humaine.

Aussi les étudierons-nous avec beaucoup plus de détails, et nous conseillons aux infirmiers de s'exercer avant tout à les combattre. C'est dans les soins à donner à ceux qui en sont atteints, qu'ils devront être le plus habile.

Il leur faudra connaître à fond les moyens appropriés de lutter contre eux ; ce sera là leur premier devoir.

(1) Ce sont là également accidents de la rue, en présence desquels les agents de police se trouveront le plus souvent, et ceux auxquels les Sociétés de gymnastique auront aussi à remédier.

Ils devront, en second lieu, savoir ce qu'est la syncope, et apprendre à rappeler à la vie réelle celui qui tombe privé de connaissance.

Enfin, mais d'une façon un peu plus secondaire, il faudra, pour l'appliquer en cas de besoin, savoir immobiliser une fracture, exécuter un premier pansement pour une brûlure, une plaie, étant appelés à le faire, en cas d'absence de tout médecin.

17. — Nous étudierons ces divers accidents par ordre d'importance; mais auparavant, afin d'éviter le plus possible les redites, nous devons énumérer les soins généraux à donner dans toute espèce d'accidents.

Ils consistent à écarter le blessé du danger, à le placer dans une bonne position, à débarrasser le cou, la poitrine et le ventre de toute constriction, à le ranimer, à calmer sa soif et sa douleur, dans la mesure du possible.

18. — Il faut tout d'abord placer le blessé dans une bonne position et le mettre à l'abri de tout accident ultérieur, en l'éloignant du feu ou en le soustrayant au danger, à la cause qui a produit l'accident.

Le blessé peut être tombé la face contre

terre, la tête plus basse que les pieds, le tronc fléchi sur l'abdomen, le corps embarrassé dans les décombres ; d'autres fois il a un membre fracturé, dont les fragments déviés déchirent les chairs; l'infirmier, aussitôt averti, doit avoir comme première préoccupation de le soustraire à toute pression extérieure, de l'éloigner du danger et de le mettre dans une position meilleure ; cela fait, il débarrassera la bouche et les narines de la boue et du sang qui peuvent les obstruer ; en un mot, il rendra perméables toutes les voies respiratoires ; il placera son blessé sur un terrain égal, avec les précautions que commande la prudence en pareilles circonstances ; il le couchera sur le dos, la tête plus élevée que les pieds, les membres étendus et dans une bonne direction.

19. — Le plus pressé est ensuite de débarrasser le blessé de tout ce qui comprime le ventre, la poitrine, le cou, et peut gêner la respiration, et cela dans tous les accidents. L'infirmier commence par déboutonner la veste, dénouer la cravate, degraffer le col de la chemise, desserrer le pantalon et la cein-

ture qui le maintient; puis il enlèvera les vêtements, s'il est nécessaire, pour examiner et panser la blessure. Dans certains cas, les fractures par exemple, il vaut parfois mieux fendre ou déchirer les vêtements.

20. — Dans quelques cas, quand le blessé est très affaibli, surtout à la suite d'une hémorragie abondante, l'infirmier devra s'efforcer de le ranimer, en lui faisant avaler quelques gouttes d'un liquide cordial, alcoolat de mélisse, cognac ou autre, en lui faisant respirer un peu de vinaigre, d'éther ou d'ammoniaque, en le réchauffant par des frictions, s'il est refroidi. Les stimulants, de quelque nature qu'ils soient, seront donnés en petite quantité, mais fréquemment.

Si le blessé a perdu connaissance, il faudra chercher à le rappeler à la vie ; nous verrons plus loin, en parlant de la syncope, quels sont les moyens à employer dans ce but.

21. — Un autre soin de l'infirmier dans presque tous les cas, sera de faire boire son blessé. La soif chez le blessé est, en effet, toujours très vive, surtout quand il éprouve une perte de sang un peu abondante. Il sera

fait exception cependant pour un homme atteint de blessure au ventre; dans ce cas, il faudra savoir résister à ses supplications.

L'eau est la boisson qui convient le mieux, et c'est celle aussi que le sapeur-pompier infirmier a en grande abondance sous les mains au moment des sinistres; c'est celle que l'on trouve partout le plus facilement. Encore faut-il qu'elle soit claire et exempte d'odeur et de goût, potable en un mot. Dans le cas contraire, il faudrait l'additionner de quelques gouttes d'eau-de-vie ou de vinaigre. Quand le blessé ne peut pas se soulever pour boire, on glisse le bras gauche sous ses épaules et on lui maintient la tête et la partie supérieure de la poitrine relevées jusqu'à ce qu'il ait fini de boire. A l'aide de la main droite, on le fera boire doucement.

22. — Nous verrons, en parlant de chaque accident en particulier, quelle est la meilleure manière de combattre la douleur.

CHAPITRE DEUXIÈME

Soins à donner dans les cas d'Asphyxie et de Syncope.

SOMMAIRE. — § Ier. *De l'Asphyxie.* — Considérations générales. — Signes de mort. — Respiration artificielle. — Procédés Sylvester, Laborde. — Asphyxie par les gaz irrespirables, acide carbonique, oxyde de carbone, gaz de la combustion de la houille, du charbon, gaz d'éclairage, air vicié ou confiné des caves, puits, souterrains, gaz des fosses à vidanges et d'égoûts. — Asphyxie par la chaleur. — Asphyxie par le froid. — Asphyxie par obstacle mécanique à la respiration, par compression du cou (pendaison), de la paroi thoracique. — Asphyxie par submersion. — Secours aux noyés.
§ II. *De la Syncope.*

§ Ier. — L'Asphyxie.

23. — L'asphyxie est un état de mort apparente, bien près souvent de la mort réelle, dû à l'arrêt de la respiration. Il y a donc asphyxie, toutes les fois que l'air pur ne peut pénétrer dans les poumons en quantité suffisante pour en entretenir les fonctions.

24. — Elle peut avoir lieu de plusieurs manières différentes ; nous nous occuperons ici :

1° de l'asphyxie causée par l'introduction

dans les poumons de gaz irrespirables, tels qu'acide carbonique, oxyde de carbone, gaz de la combustion du charbon et de la houille, gaz d'éclairage, air vicié ou confiné des caves, puits, souterrains, gaz des fosses à vidanges et d'égouts ;

2° de l'asphyxie par la chaleur ;

3° de l'asphyxie par le froid ;

4° de l'asphyxie déterminée par des obstacles mécaniques à la respiration, tels que compression du cou, de la paroi thoracique

5° enfin de l'asphyxie par submersion.

25. — Quelle que soit la cause de l'asphyxie, il importe avant tout :

A. De soustraire l'individu à la cause qui a amené l'asphyxie ;

B. De rétablir la respiration.

26. — *Remarques générales à toutes les sortes d'asphyxie ; signe de mort.*

Les personnes asphyxiées ne sont souvent que dans un état de mort apparente.

Pour les personnes étrangères à la médecine, la mort apparente ne peut être distinguée de la mort réelle que par la putréfaction ; c'est là le seul signe qui puisse permettre à une personne de dire qu'un asphyxié est mort. La couleur rouge, violette ou noire du visage, le froid du corps, la raideur des membres, ne sont pas des signes certains de mort.

La rigidité des mâchoires qui s'oppose à ce qu'on les desserre est, au contraire, dans la submersion et dans la syncope, un indice favorable du succès des secours.

Aussi, n'étant pas sûr de la mort réelle, on doit, à moins que la putréfaction soit évidente, administrer des secours à tout individu asphyxié, même après un séjour prolongé dans l'eau ou dans le lieu dans lequel il a été asphyxié ; à plus forte raison donc, il faut les prodiguer quand l'accident vient de se produire.

Les secours les plus essentiels à porter aux asphyxiés peuvent leur être administrés par toute personne intelligente ; mais pour obtenir du succès, il faut les donner sans se décourager, quelquefois même pendant plusieurs heures de suite. On a des exemples d'asphyxiés qui ont été rappelés à la vie après des tentatives qui avaient duré six heures et plus.

Quand il s'agit d'administrer des secours à un asphyxié, il faut éloigner toutes les personnes inutiles ; cinq à six individus suffisent pour les donner ; un plus grand nombre ne pourrait que gêner ou nuire. Il en est de même dans la syncope, il faut éloigner tous les curieux.

Le local destiné aux secours ne devra pas être trop chaud ; la meilleure température est 18°. Au besoin, on les administrerait au dehors, mais non en plein soleil, s'il est possible. Enfin, les secours doivent être administrés avec activité, mais sans précipitation et avec ordre.

Avant d'étudier les secours appropriés à chaque genre d'asphyxie, il est nécessaire de dire comment on s'y prendra dans bien des cas, pour rétablir la respiration, en un mot, de décrire ce qu'on appelle la respiration artificielle.

27. — *Respiration artificielle. — Procédés Sylvester, Laborde.*

Dans bien des cas, malgré tous les efforts tentés, on ne parviendra pas à ranimer l'asphyxié ; pratiquer la respiration artificielle, le faire respirer sans que sa nature en ait conscience, sera la dernière ressource.

Bien des procédés sont employés à cet effet; les décrire tous dans leurs détails serait vouloir embarrasser ceux qui auront à pratiquer ce mode de sauvetage. J'en citerai seulement deux, parmi les plus simples et les meilleurs.

28. — Le procédé de Sylvester consiste à étendre le patient sur une surface autant que possible légèrement inclinée, et à la hauteur d'une table ; faire saillir un peu la poitrine en avant, au moyen d'un coussin ou de vêtements roulés et placés sous les épaules; se placer à la tête de la victime et lui saisir les bras à la hauteur des coudes; les tirer vers soi doucement, en les écartant de la poitrine et leur faisant décrire un arc de cercle; les relever au-dessus de la tête, en les allongeant ; les tenir étendus dans cette position pendant deux secondes, puis les ramener le long du corps, en comprimant latéralement la poitrine, en même temps qu'une autre personne la pressera d'avant en arrière.

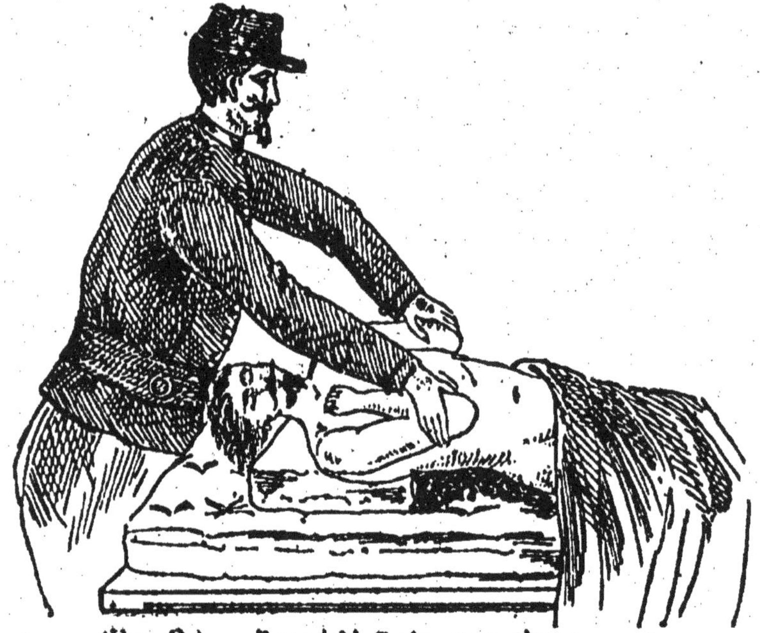

(Fig 3.) — *Procédé Sylvester (1er temps).*

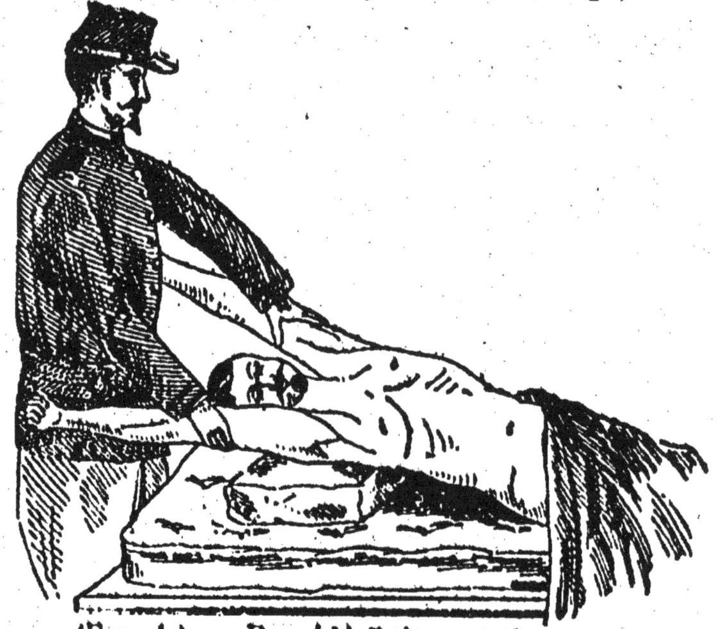

(Fig. 4.) — *Procédé Sylvester (2e temps).*

Par l'élévation des bras au-dessus de la tête, on fait entrer le plus d'air possible dans les poumons, et on l'en fait sortir par leur abaissement et leur pression contre la poitrine. Cette double manœuvre a pour but d'imiter les deux mouvements de la respiration.

On la répétera alternativement quinze fois environ par minute, et jusqu'à ce qu'on aperçoive un effort du patient pour respirer.

29. — Un procédé plus nouveau, et qui a donné, depuis qu'il est connu, de très bons résultats, est dû à M. Laborde, professeur à la Faculté de médecine de Paris.

Il consiste à attirer fortement la langue au dehors en écartant les mâchoires et à faire exécuter à cette langue des mouvements rhythmés et énergiques d'avant en arrière et d'arrière en avant.

Pour saisir et bien tenir la langue qui glisse avec une grande facilité, la préhension avec la main est la meilleure ressource; le moyen le plus pratique et le plus sûr pour la réaliser est le suivant: armé d'une cuillère ou d'un objet quelconque en ayant la forme, on maintient l'ouverture de la bouche et on appuie sur la base de la langue; puis son extrémité est saisie avec les doigts entourés d'un linge ou d'un mouchoir, afin d'éviter autant que possible le glissement et l'échappement de la langue.

Il ne faut pas craindre de la tenir avec force et il faut la tirer hardiment au dehors.

On pratiquera cette manœuvre de quinze à vingt fois environ par minute.

30. — Il est important de savoir exécuter ces deux procédés pour pouvoir les employer alternativement, quelquefois même simultanément.

En effet, dans bien des cas, plutôt que de tenter l'un ou l'autre procédé, il faudra faire en première ligne l'emploi immédiat de la méthode combinée, dans laquelle les tractions rhythmées de la langue, ainsi que les pressions sur le thorax et l'abdomen, devront être très énergiques.

Aussi, pour nous résumer, dirons-nous: dans tous les cas d'asphyxie où le procédé Sylvester réussira, le procédé de la langue réussira également.

Dans tous les cas où le premier sera inefficace, le second pourra être suivi de succès.

Donc il y a lieu de donner toujours à ce dernier la priorité, en l'employant soit seul, soit mieux encore combiné avec les pressions thoraco-abdominales énergiques.

31. — Dans bien des cas, si on en avait sous la main, il serait utile de compléter ces tentatives de respiration artificielle par des inhalations d'oxygène.

Nous allons maintenant étudier avec quelques détails les soins à donner selon les divers genres d'asphyxie.

32. — *Asphyxie par les gaz irrespirables.* L'asphyxie par les gaz irrespirables peut se produire dans une foule de cas. Dans quelques-uns même, ce n'est plus une véritable asphyxie, mais bien un empoisonnement ; il est à peu près impossible dans ce manuel d'entrer dans tous ces détails.

Tout le monde sait que l'on peut être asphyxié par les gaz dégagés dans la combustion du charbon, de la houille, par l'acide carbonique en grande quantité, par l'oxyde de carbone, par le gaz d'éclairage.

On n'ignore pas que l'on peut tomber asphyxié dans un lieu dont l'air est raréfié ou vicié par la fumée ; tous connaissent le danger couru en descendant dans les puits ou les fosses de vidanges, dans les égouts ; dans les mines et dans les caves où des matières sont en combustion.

Inutile d'insister sur tous ces points ; qu'il suffise de rappeler que dans tous, il peut y avoir asphyxie, au sens vulgaire du mot, et voyons quels secours doivent être administrés à ceux qui y succombent.

Il va sans se dire que pour remplir la premiere indication qui se présente dans tous ces cas, on transportera tout d'abord la victime hors de l'endroit où elle est tombée, afin de la soustraire au plus vite à ces gaz irrespirables, qui ont amené l'asphyxie et de lui redonner en grande quantité à respirer l'air pur dont elle a été privée.

On l'exposera donc au grand air, dans un lieu frais autant que possible, dans une chambre aérée, dont on ouvrira toutes grandes les portes et les fenêtres, et dont on exclura toute personne inutile.

On placera l'asphyxié étendu sur le dos, la tête élevée; on desserrera les vêtements au cou et à la ceinture, on projettera violemment, et en petites quantités à la fois, de l'eau froide sur le visage et le haut de la poitrine, en évitant toutefois d'en faire entrer dans la bouche. On fera sur tout le corps des frictions sèches à l'aide de brosses, de gants de crin ou de morceaux de flanelle, et on les continuera avec persistance; on appliquera des sinapismes aux jambes et à la région du cœur. On fera respirer avec précaution de l'ammoniaque, de l'acide acétique, en en versant quelques gouttes sur un mouchoir. Si quelques efforts de vomissements se produisent, on chatouillera la gorge avec le doigt ou les barbes d'une plume. Pendant ces manœuvres, on applique des flanelles chaudes, des bouteilles ou des briques au long du corps, aux pieds, sous les aisselles.

Ce qu'il faudra toujours éviter en pareil cas, c'est d'exposer l'asphyxié au soleil, de le mettre dans un lit chaud, de lui faire respirer des vapeurs irritantes, surtout de lui donner à boire avant que la respiration se soit rétablie.

Quand elle le sera, on pourra faire boire quelques gouttes d'un cordial quelconque.

Ces divers moyens doivent être continués longtemps; mais si, au bout de quelques instants, on s'aperçoit que malgré ces soins la victime ne respire pas, tout en les poursuivant avec acharnement, on pratiquera la respiration artificielle, selon les procédés décrits cidessus.

33. — En plus de ces notions, il n'est pas inutile de rappeler qu'il ne faut aller au secours d'une première victime qu'en s'entourant de précautions. Il faut se faire attacher à la ceinture, à l'aide d'une corde solide qui, maintenue tendue par ceux qui se trouvent au dehors, permettra de conserver le contact entre le sauveteur et ses aides; puis, grâce à cette corde, il serait lui-même vite retiré, s'il venait à succomber à son tour.

Le sauveteur doit retenir sa respiration aussi longtemps que possible, ou se garantir la bouche ou les narines à l'aide d'une éponge imbibée d'eau vinaigrée.

En outre, il devra se munir d'une autre corde, dont une extrémité sera retenue au dehors, et l'autre bout terminé par un crochet qu'il fixera aux vêtements de la première victime. Cela fait, il se retirera aussi vite que possible, laissant aux camarades le soin de ramener à l'air le corps du malheureux asphyxié. C'est alors qu'on lui prodiguera les soins dont il vient d'être parlé.

34. — Dans les cas d'asphyxie avec chute dans les fosses d'aisances ou les puisards, on désinfectera les vêtements à l'aide d'eau contenant en dissolution du chlorure de chaux, ou à l'aide d'eau vinaigrée, si on n'a pas de chlorure de chaux sous la main ; une fois les vêtements enlevés, on nettoiera également le corps avec de l'eau chlorurée ou vinaigrée, et on lavera le visage à l'eau fraîche, en le débarrassant des souillures qui le recouvrent. On donnera ensuite les soins indiqués ci-dessus.

35. — *Asphyxie par la chaleur.* — L'asphyxie par la chaleur a lieu, soit par l'effet d'un séjour très prolongé dans un endroit trop chaud, ou auprès d'un feu ardent, soit après exposition au soleil brûlant de l'été.

Si l'asphyxie s'est produite par suite de confinement dans un lieu surchauffé, il faut transporter l'asphyxié dans un endroit plus frais, et lui enlever sans délai tout vêtement qui pourrait gêner la respiration, ou entraver la circulation. Puis on lui lance à plusieurs reprises de l'eau fraîche à la face et à la partie supérieure du tronc.

On appliquera très utilement des sinapismes aux extrémités inférieures, en ayant soin de ne jamais les laisser plus de cinq minutes au même endroit.

Dès que le malade peut avaler, il faut lui faire boire par petites gorgées de l'eau acidulée avec du vinaigre ou du jus de citron ; mais jamais de boissons aromatiques ou vineuses, qui sont toujours nuisibles chez les asphyxiés par la chaleur.

Pendant l'administration des secours, le malade doit être maintenu dans une position droite et la tête élevée.

Si l'asphyxie a été déterminée par l'action trop prolongée du soleil, il faudra transporter le malade à l'ombre, ou bien lui faire de l'ombre en s'interposant entre le soleil et lui ; lui desserrer le cou, la poitrine, l'abdomen ; le débarrasser de tout vêtement pouvant gêner la circulation et les mouvements de la respiration.

Si la face est rouge, on lui projettera de l'eau froide sur la tête, qu'on tiendra haute ; si elle est pâle, on lui fera boire un peu d'eau-de-vie ou d'un liquide cordial. Dans les deux cas, frictions sèches et vigoureuses sur les bras et les jambes avec des gants de crin ou des brosses.

36. — *Asphyxie par le froid.* — Cette asphyxie est parfois compliquée de congélation partielle, et pour cette raison demande des soins tout particuliers.

On portera l'asphyxié le plus promptement possible de l'endroit où il tombé, à celui où il doit recevoir des secours. Pendant ce trajet, on enveloppera le corps de couvertures, de paille, de foin, en laissant la face libre. On évitera aussi d'imprimer au corps et surtout aux membres des mouvements brusques.

Dans l'asphyxie par le froid, il est de la plus haute importance de ne rétablir la chaleur que lentement et par degrés. Un asphyxié par le froid qu'on approcherait du feu, ou que dès le commencement des secours, on ferait séjourner dans un lieu trop chauffé, serait irrévocablement perdu. Il faut en conséquence le porter dans une chambre sans feu, et là lui administrer les secours que réclame sa position.

Dans quelques localités, on a l'habitude de mettre les asphyxiés par le froid dans des tas de fumiers. Cette pratique est extrêmement dangereuse, sous le double rapport de la chaleur produite et de l'acide carbonique dégagé sous l'influence de la fermentation du fumier.

Si l'asphyxie a eu lieu par un froid de plusieurs degrés au-dessous de 0°, on déshabillera le malade, dont on couvrira tout le corps, y compris les membres, de linges trempés dans de l'eau, à laquelle on aura ajouté des glaçons concassés. Il y aurait même avantage à le plonger dans une baignoire contenant assez d'eau additionnée de glace, pour que le tronc et les membres en fussent couverts. Enfin il y a utilité à pratiquer des frictions avec de l'eau glacée, et mieux encore avec de la neige.

Lorsque le malade commence à se réchauffer, ou lorsqu'il manifeste des signes de vie, on l'essuie avec soin, et on le place dans un lit frais, en s'abstenant toutefois d'allumer du feu dans la pièce où il se trouve, tant que le corps n'aura pas retrouvé sa chaleur naturelle.

Aussitôt que le malade peut avaler, on lui fait prendre un demi-verre d'eau froide, dans lequel on aura mis une cuillerée à café d'eau de mélisse ou de tout autre liquide spiritueux.

Si au contraire, l'asphyxie persistait, on tenterait de pratiquer la respiration artificielle.

Il est utile de faire observer que de toutes les

asphyxies, l'asphyxie causée par le froid est celle qui laisse le plus de chances de succès, même après plusieurs heures de mort apparente. Mais d'un autre côté, elle exige plus que toute autre, une grande précision dans l'emploi des moyens destinés à la combattre, et notamment dans le réchauffement lent et progressif du malade.

37. — *Asphyxie par obstacle mécanique.* — L'asphyxie par obstacle mécanique peut se produire de différentes façons : tantôt c'est l'obstacle, un corps étranger, qui vient obstruer les narines et la bouche, et ne permet pas l'entrée de l'air dans les poumons. Il faut tout d'abord chercher à débarrasser l'asphyxié de cet objet étranger.

D'autres fois ce sont des corps pesants, une poutre, des décombres qui, comprimant la poitrine, en empêchent la dilatation, et par suite l'introduction de l'air. Là encore il faut s'empresser de soustraire la victime à cette cause.

Dans cette classe doit être également rangée l'asphyxie des pendus ; il ne semble pas inutile d'en dire quelques mots, car tous nous pouvons nous trouver les premiers auprès d'un pendu, et il est urgent de lui porter secours.

Dans ce cas il faut détacher, et mieux, pour aller plus vite, couper le lien qui entoure le cou et ce faisant, soutenir le corps de manière qu'il n'éprouve aucune secousse.

Tout cela doit être fait sans délai et sans attendre l'arrivée de l'autorité de police.

Il en sera de même en cas de strangulation.

Dans ces divers genres d'asphyxie par obstacle mécanique, après avoir écarté l'obstacle à la respiration, il faut défaire des vêtements tout ce qui gêne le jeu de la poitrine et peut entraver la circulation, cravate, ceintures, jarretières, etc.

On placera le corps, mais sans lui faire éprouver de secousses, selon que les circonstances le permettront, sur un lit, un matelas, de la paille, etc.., de manière cependant qu'il y soit commodément, et que la tête ainsi que la poitrine, soit plus élevée que le reste du corps.

Si le malade est porté dans une chambre, elle ne doit être ni trop chaude, ni trop froide; et il faut veiller à ce qu'elle soit convenablement aérée.

Si la suspension, la strangulation ou la suffocation n'ont lieu que depuis peu de minutes, il suffit parfois pour rappeler le malade à la vie, de le faire respirer au grand air, d'appliquer sur le front et sur la tête des linges trempés dans l'eau froide, et de faire en même temps des frictions aux extrémités inférieures.

Au bout de quelques secondes, il faut exercer sur la poitrine et le bas-ventre des pressions intermittentes, afin de chercher à provoquer les mouvements de respiration. En un mot, il faut pratiquer la respiration artificielle.

Ces manœuvres constituent la partie la plus importante du traitement. On ne négligera pas non plus de frictionner l'asphyxié avec des flanelles et des brosses, surtout à la plante des pieds et dans le creux des mains.

Dès le début aussi on appliquera des sinapismes aux jambes et au cœur.

Dès qu'il pourra avaler, on lui fera prendre par petites quantités de l'eau tiède, additionnée d'un peu d'eau de mélisse, de vin ou d'eau-de-vie.

Si après avoir été rappelé à la vie, le malade éprouve de la stupeur, des étourdissements, les applications d'eau froide sur la tête seront continuées utilement.

38. — *Asphyxie par submersion. Secours aux noyés.* — Ce chapitre pourra tout d'abord sembler superflu, mais pour obéir à sa noble devise « Abnégation, Courage, Dévouement », le Sapeur-Pompier ne sera pas, un jour ou l'autre, sans être appelé à porter secours à un de ses semblables qui se noie.

Sans entrer dans les détails du sauvetage d'un noyé, qui ne sont pas du ressort de ce manuel, nous nous bornerons à indiquer aussi brièvement que possible, les principaux secours à donner aux noyés.

Dès que le noyé est retiré de l'eau, on ne doit le coucher ni sur le dos, ni sur le ventre mais sur le côté et de préférence sur le côté droit.

On incline légèrement la tête en la soutenant par le front ; on écarte doucement les mâchoires et on facilite ainsi la sortie de l'eau qui se sera introduite par la bouche et les narines. On peut même, immédiatement après le repêchage du noyé, pour mieux faire sortir l'eau, placer à différentes reprises la tête un peu plus basse que le corps ; mais il ne faut la laisser chaque fois dans cette position que deux ou trois secondes. Par conséquent, il faut bien se garder de la pratique suivie par quelques personnes, et qui consiste à suspendre le malade par les pieds, dans l'intention de lui faire rendre l'eau qu'il pourrait avoir avalée : cette pratique est excessivement dangereuse.

Après l'évacuation des mucosités, on replace le malade sur le dos et on comprime ensuite doucement et alternativement le bas-ventre, de bas en haut, et les deux côtés de la poitrine, de manière à faire exercer à ces parties les mouvements qu'on exécute quand on respire.

Ces premiers soins doivent être donnés au bord de l'eau. Si au bout de quelques minutes, deux ou trois au plus, le noyé ne paraît pas se ranimer, on interrompt ces manœuvres pour le transporter le plus promptement possible, à un poste de secours aux noyés, ou à un endroit où l'on pourra lui donner des soins plus conséquents, dans une pharmacie, etc.

Pendant ce transport, la tête et la poitrine seront placées et maintenues dans une position un peu plus élevée que le reste du corps, la tête restera libre et le visage découvert. On tâchera de protéger le corps contre le froid à l'aide de couvertures, de paille ou de foin; mais si l'on n'a pas ces objets sous la main, il ne faut pas perdre de temps à les chercher et retarder ainsi le transport.

En même temps, on fera prévenir un médecin.

Aussitôt après l'arrivée du noyé, on lui ôtera ses vêtements le plus promptement possible, en commençant par ceux du cou. Il sera essuyé, posé sur une paillasse, ou un matelas, entouré d'une couverture de laine.

Si le noyé est sans connaissance, à ce moment, on appliquera des sinapismes sur chaque cuisse et sur chaque mollet : ces sinapismes ne devront jamais être laissés plus de cinq minutes au même endroit.

Tout en donnant ces soins, on couchera encore une ou deux fois le corps sur le côté droit, et on fera légèrement pencher la tête, en la soutenant par le front pour faire rendre l'eau. Cette opération, comme il a été dit, ne devra durer que quelques secondes chaque fois. Il sera inutile de la répéter, s'il ne sort pas d'eau, de mucosités ou d'écume.

Si les mâchoires sont serrées, il convient de

les écarter légèrement et sans violence; on trouve dans les boîtes de secours aux noyés un petit levier en buis destiné à cet usage; une simple cuillère est suffisante dans ce cas. Si les mucosités, ou glaires, ne s'écoulent qu'avec peine, on en facilitera la sortie à l'aide du doigt, des barbes d'une plume, ou d'un bâtonnet couvert de linge.

Il faut toujours veiller à ce que la langue ne se renverse pas en arrière, et à l'aide d'une pince ou des doigts, la maintenir au dehors. On cherchera à provoquer la respiration par l'une des méthodes indiquées plus haut; celle de Laborde est à cet effet surtout recommandable.

Aussitôt que la respiration tend à se rétablir, il faut cesser de donner au noyé les soins qui viennent d'être indiqués, et s'occuper des moyens de le réchauffer. A l'aide de bouteilles remplies d'eau bien chaude, ou de briques chauffées, on bassinera la poitrine, le creux de l'estomac, le bas-ventre, l'épine dorsale, les plis des aisselles, la plante des pieds; en un mot, on les promènera sur tout le corps.

Ces moyens qui ont pour but de réchauffer le noyé et de rétablir sa respiration, ces frictions, seront employés avec ménagement et précautions à la région du cœur, au creux de l'estomac, aux flancs et au ventre. La plante des pieds et la paume des mains seront brossées doucement, mais longtemps.

Si l'on s'aperçoit que le noyé fait des efforts pour respirer, il faut cesser pendant quelque temps toute manœuvre qui pourrait comprimer la poitrine et le bas-ventre et contrarier leurs mouvements; dans ce cas, il serait utile de passer sous les narines rapidement, mais à plusieurs reprises, un flacon contenant de l'ammoniaque.

Si un noyé ayant déjà repris connaissance, paraît avoir beaucoup de difficulté à respirer, et si l'on remarque qu'il lui sort de l'écume par la bouche ou par le nez, on tâchera de provoquer des vomissements, en chatouillant le fond de la gorge à l'aide des doigts ou d'une plume.

Il ne faut pas donner de boisson à un noyé avant qu'il ait repris ses sens, et qu'il puisse facilement avaler; cependant, on peut, en vue de le ranimer, introduire dans sa bouche quelques gouttes d'eau-de-vie, d'eau de mélisse, d'eau de Cologne et même au besoin d'eau-de-vie camphrée.

Quand le noyé est revenu à la vie, il faut le coucher dans un lit bassiné et le laisser reposer. Si pendant le sommeil, la face du malade, de pâle qu'elle était, se colore fortement, et si après avoir été réveillé, il retombe aussitôt dans un état de somnolence, on lui appliquera des sinapismes entre les épaules, ainsi qu'à l'intérieur des cuisses et des mollets.

§ II. La syncope

39. — La syncope selon ses degrés est désignée aussi sous les noms de défaillance, d'évanouissement, de faiblesse ; c'est l'état d'une personne qui « se trouve mal. »

Elle est caractérisée par la perte du sentiment et du mouvement plus ou moins complète, selon les degrés, avec pâleur extrême de la face, et apparition de sueurs froides sur le front, refroidissement des extrémités, diminution considérable, et quelquefois suspension complète des battements du cœur et des mouvements respiratoires.

40. — Cet accident se produit soit au moment d'une blessure, soit à la suite d'une hémorragie abondante, d'une émotion vive, chez une personne à tempérament impres-

sionnable, chez un individu surmené ou gêné par une chaleur trop intense ou un froid trop pénétrant, etc.

41. — Quand un blessé est en état de syncope, on doit rechercher tout d'abord, s'il a eu une hémorragie, afin d'empêcher son retour, et dans ce cas, appliquer au plus vite les procédés indiqués au chapitre suivant.

Comme traitement de la syncope ou de la perte de connaissance, on s'empressera de placer le blessé dans un endroit frais, aéré ; il faut tout d'abord desserrer les vêtements, enlever ou relâcher tous les liens qui peuvent comprimer le cou, la poitrine ou le ventre.

On couchera ensuite le malade horizontalement, et on s'efforcera de le ranimer au moyen d'aspersions d'eau fraîche, jetée avec violence sur le visage, mais en petite quantité à la fois, et avec des frictions vinaigrées sur les tempes et autour du nez.

On pourra passer un flacon d'ammoniaque ou de vinaigre sous les narines ; on fera des frictions sur la région du cœur avec de l'alcool camphré ou toute autre liqueur spiritueuse.

Ces secours seront parfois à continuer longtemps avant de produire le rappel à la vie.

Si le malade a perdu beaucoup de sang et s'il est froid, il faut le réchauffer à l'aide de frictions sur tout le corps.

Quand la syncope commence à se dissiper et que le malade reprend ses facultés, on peut lui faire avaler de l'eau sucrée, additionnée de quelques gouttes d'alcool de mélisse ou de tout autre cordial.

Il importe de se rappeler qu'un trop grand nombre de personnes autour d'un malade est nuisible, et il ne faut garder auprès de soi que le nombre d'aides nécessaires.

CHAPITRE TROISIÈME

Soins à donner dans les cas d'hémorragie

Sommaire. — Ce que c'est qu'une hémorragie. — Nécessité de l'arrêter au plus vite. — Des diverses espèces d'hémorragies. — Hémorragies artérielle, veineuse, capillaire. — Leurs caractères distinctifs. — Comment arrêter une hémorragie. — Compression par la flexion forcée d'un membre. — Compression directe, dans la plaie; tamponnement. — Compression indirecte, en dehors de la plaie; points de compression des artères. — Compression indirecte avec

les doigts, avec le garrot, avec l'appareil d'Esmarck, avec le tourniquet à baguettes.
Saignement de nez. — Crachement de sang.

42. — On appelle hémorragie, l'écoulement du sang par les vaisseaux ouverts. C'est là, la plus sérieuse de toutes les complications des plaies; car le sang est facile à perdre, difficile à reconstituer; la quantité de sang perdue anémie, cloue longuement sur un lit d'hôpital; souvent elle conduit immédiatement à la syncope et à la mort.

En face de toute blessure, la première chose à faire est d'arrêter l'hémorragie qui est le symptôme le plus alarmant.

43. — Une fois les vêtements enlevés et la plaie mise à nu, on voit par les lèvres de cette plaie le sang s'échapper en abondance. A-t-on affaire à une hémorragie artérielle, veineuse ou capillaire ?

La connaissance de chacune de ces variétés a, au point de vue de la conduite ultérieure à suivre, une importance capitale ; il n'est donc pas sans intérêt d'apprendre à les différencier.

Pour cela quelques détails sont nécessaires.

Le sang circule dans des conduits ou vaisseaux qui sont de trois espèces : les artères qui amènent le sang du cœur aux extrémités du corps ; les veines qui ramènent le sang des extrémités au cœur, et les capillaires, dont le calibre est très fin, qui font communiquer les artères et les veines.

Le sang est lancé avec force dans les artères par les contractions successives du cœur ; il coule lentement dans les veines.

Quand une artère est coupée, elle reste béante, et l'hémorragie n'a pas de tendance à s'arrêter ; quand une veine est coupée, ses parois s'affaissent et sont facilement maintenues en contact par la compression des tissus voisins. Il peut alors se former un caillot qui bouche le vaisseau et arrête l'hémorragie.

L'hémorragie artérielle est donc beaucoup plus grave que l'hémorragie veineuse, celle qui vide le plus vite, la plus menaçante : c'est contre elle qu'il s'agit surtout de savoir lutter.

L'hémorragie artérielle se reconnaît à ce que le sang a une couleur rouge vif, qu'il est projeté en jets saccadés, comme s'il était poussé par le piston d'une pompe foulante.

Dans l'hémorragie veineuse, le sang ne s'écoule ordinairement qu'en bavant, sans saccades, d'une façon continue ; il a une couleur rouge brun foncé ; cette hémorragie n'a de gravité que quand elle est due à l'ouverture de la grosse veine d'un membre.

Dans les hémorragies capillaires, qui se produisent en toute plaie, le sang dont la couleur tient le milieu entre celle du sang artériel et celle du sang veineux, paraît sourdre à la surface de la plaie : il sort en nappe d'innombrables orifices invisibles ; il n'y a de gravité dans ce cas, que quand il s'agit de vastes surfaces dénudées ou d'une hémorragie qui dure longtemps.

Quand le vaisseau blessé est superficiel, il est généralement facile de déterminer, si le sang provient d'une artère ou d'une veine ; quand le vaisseau divisé est placé profondément, ou que le trajet de la plaie est étroit et tortueux, la coloration du sang déterminera la nature de l'hémorragie ; on pourra encore s'aider de la compression, pour en préciser l'espèce ; en effet, en comprimant le membre blessé entre la plaie et le cœur, si l'hémorragie s'arrête, c'est qu'elle est artérielle ; si elle augmente, c'est qu'elle est veineuse.

44. — Une question d'un grand intérêt s'im-

pose d'elle-même : que doit-on tenter pour arrêter une hémorragie ?

Les moyens suivants seront employés pour chaque espèce: on commencera par les plus simples réservant les plus compliqués pour les hémorragies graves et abondantes.

45. — La position à donner au membre blessé a son importance ; en l'élevant, si l'hémorragie est veineuse, elle s'arrête d'elle-même, pour reparaître quand on l'incline en bas. Les parties blessées doivent donc, pour remplir cette première indication, être généralement élevées ; on les place sur un oreiller, un coussin quelconque. Cet artifice a une valeur incontestable dans le traitement des hémorragies veineuses.

La position du membre en flexion forcée est encore un assez bon moyen pour obtenir l'arrêt momentané des hémorragies de la main et du pied ; dans ce but, on fléchit fortement l'avant-bras sur le bras ou la jambe sur la cuisse ; dans cette situation, l'artère ou la veine, repliées sur elles-mêmes, formant un angle très aigu, se trouvent comprimées et le sang ne peut fléchir le pli du coude ou le creux du jarret

Ce moyen, qui peut parfois réussir, est souvent incertain, surtout chez les personnes grasses ; il vaut mieux recourir aux suivants.

46. — Le mode d'arrêt le plus pratique est la compression : il consiste à exercer sur le vaisseau lésé une pression capable d'arrêter la circulation, et par suite d'empêcher le sang d'en sortir. Elle peut être faite sur la plaie elle-même ; c'est la compression directe, le tamponnement ; dans ce but, on emploie soit les doigts, soit de l'amadou, des tampons ou des coussinets de linge.

Ou bien on fait la compression indirecte, en dehors de la plaie, à l'aide des doigts, du garrot chirurgical ou improvisé, de tourniquets, de l'appareil d'Esmarck.

47. — La compression directe faite avec le doigt peut arrêter la sortie du sang, jusqu'à l'arrivée d'un médecin, qui procédera, s'il est nécessaire, à la ligature du vaisseau lésé

Elle peut être faite par l'infirmier ou par le blessé lui-même ; mais la fatigue vient vite et cette compression ne peut être continuée longtemps.

Elle se fait directement dans la plaie, en

appliquant un ou plusieurs doigts sur l'orifice des vaisseaux qui saignent.

Pour la propreté de la plaie, et dans le cas où elle devra être continuée pendant quelque temps, cette compression directe avec le doigt sera remplacée par la compression directe par tamponnement.

On introduit dans la plaie un ou deux doigts, coiffés d'une compresse antiseptique, puis on retire doucement les doigts, et on les remplace par de l'amadou ou des boulettes d'ouate, qu'on tasse assez fortement, en appuyant sur le fond de la plaie. On recouvre le tout d'une ou deux compresses, et on le maintient par quelques tours de bande serrée ou par une cravate ou un mouchoir.

Cette compression directe soit avec les doigts, soit par tamponnement, est souvent suffisante dans les cas d'hémorragies veineuses ou capillaires, et quelquefois même dans les artérielles peu abondantes.

48. — Dans d'autres cas plus graves, quand l'abondance de l'hémorragie fait supposer la lésion d'une artère importante, il ne faut pas s'attarder à la pratiquer, mais entreprendre de suite la compression indirecte.

La compression indirecte est faite sur l'artère principale du membre lésé, entre la plaie et le cœur.

Ici encore on peut la pratiquer avec les doigts, mais plutôt avec des appareils spéciaux. Souvent cette compression enfonce les artères dans les parties molles sur lesquelles elles reposent; si ces tissus n'ont pas un support solide, ils cèdent à la pression ; dans ce cas le but est manqué, puisque la compression est insuffisante pour arrêter l'hémorragie, quel que vigoureuse qu'elle soit. Cette compression ne sera donc utilement appliquée que sur les artères qui ont au-dessous d'elles un support solide, un point du squelette osseux. Ces points de compression des artères, il faudra que l'infirmier apprenne à les connaître.

49. — Bien que ne pouvant posséder une connaissance exacte du trajet des artères, l'infirmier pourra tout de même parvenir, sans trop de peine, à sentir au-dessus de la plaie les battements de l'artère lésée, en un point où elle n'est pas située trop profondément; c'est là qu'il faudra appuyer, en comprimant l'artère contre l'os.

Voici, du reste, quelques indications sur les

points les plus pratiques, où la compression pourra être exercée avec le plus d'avantage. L'infirmier, pour faire son éducation, devra les contrôler sur lui-même, en s'exerçant de temps à autre à rechercher le battement de ses propres artères.

Tout d'abord, quel que soit le niveau de la blessure sur un membre, la compression doit être faite à sa partie supérieure, à la racine du membre, au haut de la cuisse ou du bras.

Dans l'aisselle, on sentira battre l'artère axillaire au fond du creux, et on la comprimera assez facilement contre la tête de l'os du bras, l'humérus.

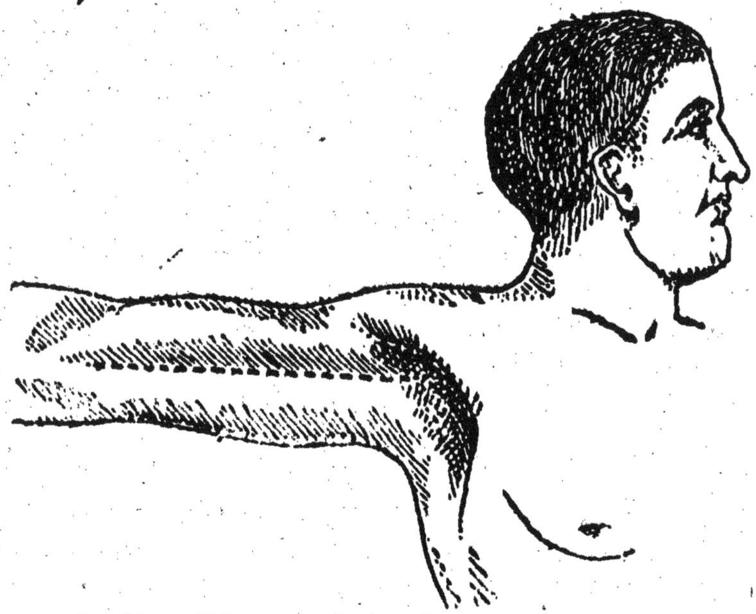

(Fig. 5.) — *Artère principale du bras.*

Au membre supérieur, la compression de l'artère humérale (Fig. 5) peut se faire dans toute la longueur, en dedans du bras, derrière le muscle biceps, en aplatissant le vaisseau contre l'os sous-jacent, l'humérus.

Au membre inférieur, l'artère de la cuisse, artère fémorale (Fig. 6), sera comprimée immédiatement au-dessous du pli de l'aîne, un peu en dedans de sa partie moyenne, contre l'os du bassin.

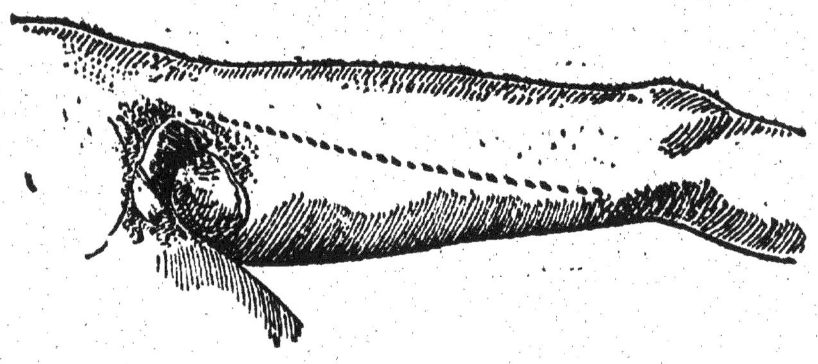

(Fig. 6.) — *Artère principale de la cuisse.*

Pour les blessures du cou, l'artère carotide (Fig. 7. c.) sera aplatie contre la colonne vertébrale, et bien perpendiculairement à elle, en dehors du larynx.

A la tête, on peut comprimer quelques artères superficielles : pour la face, on aplatit l'artère faciale sur l'os de la machoire inférieure, immédiatement en avant du muscle qui fait saillie, quand on serre fortement les mâchoires (Fig. 7. F.).

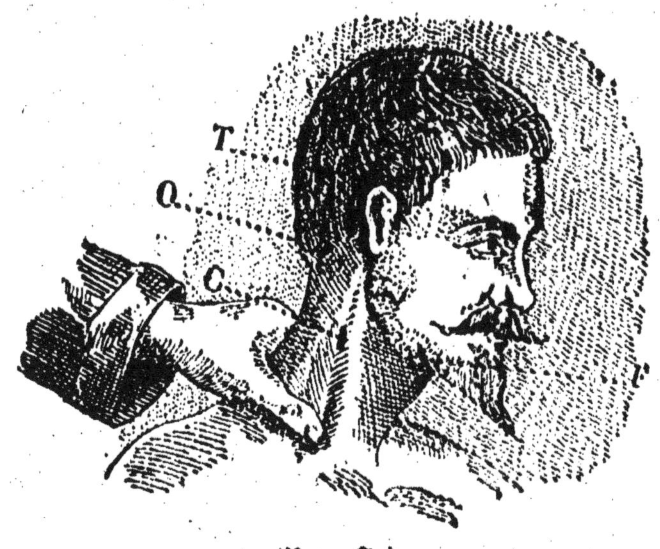

(Fig. 7.)

Points de compression des artères de la tête.

C carotide. — F faciale. — T temporale. — O occipitale. — Le pouce comprime l'artère sous-clavière.

Pour les blessures du front et des parties latérales de la tête, on comprime l'artère temporale, immédiatement en avant du bord antérieur de l'oreille. (Fig. 7. T).

Pour les blessures de la partie postérieure, on appuie sur l'artère occipitale, derrière la saillie osseuse, placée en arrière de l'oreille (Fig. 7. o.).

50. — Une fois l'artère trouvée et les battements sentis, on applique sur le vaisseau le pouce ou les autres doigts, en suivant les règles suivantes :

La compression doit se faire dans une direction perpendiculaire au plan osseux sur lequel elle appuie.

Si l'on se sert du pouce, on l'applique en travers du vaisseau, et l'on appuie comme avec un cachet. Si l'on se sert des autres doigts, on forme avec leur pulpe réunie un plan horizontal; on les range le long du trajet de l'artère, de manière que la compression s'exerce par trois ou quatre doigts ensemble, tandis que le pouce, placé du côté opposé du membre, ou sur quelque saillie voisine, fournit un point d'appui.

La compression doit être aussi légère que possible, suffisante seulement pour effacer le calibre de l'artère, règle bien importante, et qu'on ne viole point sans se fatiguer horriblement, et s'exposer même à lâcher la compression, les doigts meurtris et paralysés ne sentant plus à la fin ni la position, ni les battements de l'artère.

Les infirmiers devront s'exercer fréquemment sur eux et sur leurs camarades à la recherche et à la compression des différentes artères.

51. — Nous avons vu que cette compression digitale ne pouvait pas être prolongée longtemps avec succès; aussi faut-il, dans le cas d'hémorragie grave, la remplacer par un des appareils suivants : soit le garrot, soit la bande d'Esmarck, soit le tourniquet à baguettes. Ce sont les 3 principaux.

Le garrot se compose de quatre organes essentiels : une pelote que l'on met sur le trajet de l'artère, à la place du doigt; une plaque de corne ou d'écaille, qu'on applique à la partie opposée du membre ; un lien, pour unir l'une à l'autre, maintenir le tout et exercer la compression; un bâtonnet armé d'une ficelle à une extrémité, destiné à tordre le lien et à augmenter ainsi la compression.

Si toutes les communes étaient munies de l'un ou l'autre de ces appareils, garrot, bande d'Esmarck ou autres, ce serait parfait.

Bien peu ont ce privilège et il faudra souvent que l'infirmier appelé à combattre une hémorragie grave, improvise son appareil de compression.

52. — En voici les moyens : en l'absence de lien, il utilisera la cravate du blessé (ce qui aura l'immense avantage de lui desserrer le cou), un mouchoir, une bretelle, un bout de bande, un ruban. Un caillou plat, une bande roulée lui serviront de pelote compressive ; il l'appliquera sur le trajet de l'artère, qu'un autre continue de comprimer avec le doigt jusqu'à ce moment. Du côté opposé du membre, la plaque du garrot classique sera remplacée par une planchette, un morceau d'écorce d'arbre, une compresse pliée en plusieurs doubles.

Le mouchoir ou la cravate recouvrant cette plaque et le caillou compresseur, sera vigoureusement serré et noué. Enfin pour augmenter encore la compression, on tordra ce lien au moyen d'un bâton ou d'un couteau, passé entre le lien et la peau ; en le faisant tourner en moulinet, on tord le lien très lentement, jusqu'à ce que l'écoulement du sang soit arrêté : on fixe alors ce bâton au lien circulaire à l'aide d'une ficelle pour l'empêcher de se dérouler.

Cet appareil avantageux pour arrêter une

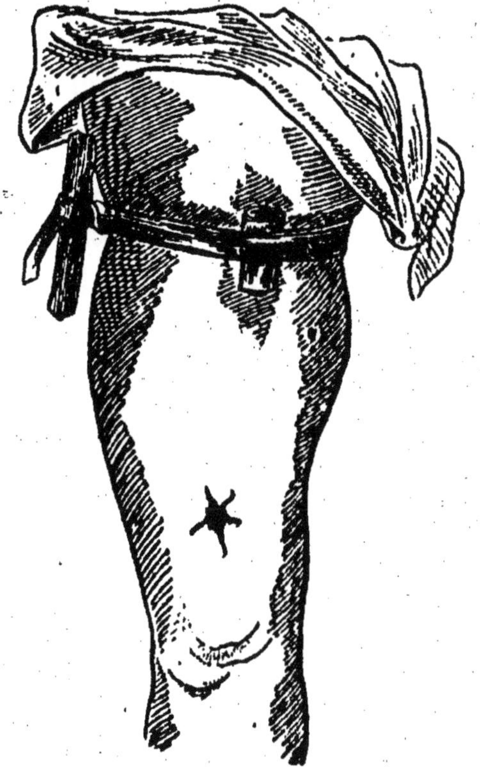

(Fig. 8) — *Garrot improvisé.*

hémorragie, a néanmoins l'inconvénient de comprimer douloureusement le membre et d'en amener le gonflement.

Dans les hémorragies de la face et de la tête on comprime à l'aide d'une cravate, à laquelle on fait quelques nœuds très serrés, et on applique ces nœuds comme une pelote sur le trajet des artères faciale, temporale et occipitale; on lie le mouchoir ou la cravate du côté opposé.

53. — Un autre moyen aussi simple, c'est d'entourer le membre à sa racine à l'aide d'une bande élastique, d'une bretelle, d'un tube ou d'une bande de caoutchouc : c'est le principe de l'appareil d'Esmarck. Ici, il n'est plus nécessaire de connaître le trajet de l'artère, on comprime tout le membre ; mais là encore apparait le même inconvénient que pour le garrot ; il se produit souvent un gonflement considérable, qui peut être l'origine de dangereuses complications dans la suite.

54. — Un autre appareil qui ne comprime pas toute la circonférence du membre, et évite par conséquent le gonflement, c'est le tourniquet à baguettes. Il est très facile à improviser, peut au besoin être appliqué par un seul infirmier, et ne nécessite pas des connaissances absolument exactes sur le trajet des artères, puisque la compression est faite sur toute une face du membre, et non sur un point limité comme avec la pelote du garrot.

En outre, il peut même être appliqué sur les vêtements ; dans bien des cas il faudra l'employer de préférence. Il est facile à l'infirmier de se le fabriquer lui-même, pour l'avoir au besoin sous la main.

55. — Le tourniquet à baguettes est formé de deux baguettes résistantes (de 20 à 25 centimètres de long pour le bras, de 35 à 40 pour la cuisse); à leurs deux extrémités, on fait une encoche légère, afin que cette rainure empêche le lien constricteur de se déplacer. Par un de leurs bouts, elles sont à l'avance, attachées l'une avec l'autre par un lien solide, (ficelle, bout de bande, ruban de fil) de façon à laisser entre elles un écartement un peu inférieur au diamètre moyen d'un membre.

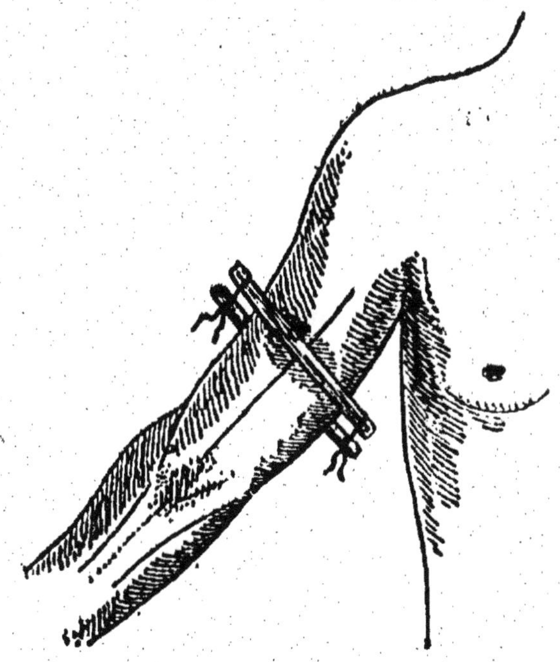

(Fig. 9.) — *Tourniquet à baguettes appliqué au bras.*

L'une des baguettes sera placé perpendiculairement au trajet de l'artère, l'autre dans la même direction et du côté opposé du membre ; on saisira ensuite les deux extrémités libres, et on les rapprochera, en exerçant peu à peu une pression suffisante pour arrêter l'hémorragie. On les réunit alors avec un lien. En serrant ce lien peu à peu, on augmentera la compression.

La pression des baguettes étant un peu douloureuse on la rend plus supportable en plaçant une compresse au-dessous de chaque bâtonnet.

56. — Quand la compression aura été appliquée avec efficacité, elle ne devra être dérangée sous aucun prétexte, avant l'arrivée d'un médecin, de crainte qu'une nouvelle hémorragie ne survienne. On devra donc rester sourd, et savoir résister aux plaintes du blessé, qui pourra souffrir d'engourdissement, de douleur ou de gonflement du membre

57. — Je ne veux pas clore le chapitre des hémorragies, sans parler de deux cas, où l'on se trouve en présence d'individus perdant du sang, non plus par une plaie superficielle, mais par la bouche ou les narines.

Ces deux cas pouvant se présenter à la suite d'un accident, doivent nous intéresser ici.

On nomme crachement de sang ou hémoptysie, l'hémorragie qui se fait par la bouche.

Sans nous arrêter à la recherche de la cause, voyons seulement comment il faut lutter contre elle.

On place le malade dans une chambre aérée, on desserre cravate et ceinture, on assied le malade ou on le couche, la tête assez élevée ; on lui applique des sinapismes aux jambes et aux bras ; on lui fait des applications d'eau froide sur la poitrine tout entière. On lui fait boire par petites gorgées de l'eau froide acidulée, dans laquelle on versera 15 gouttes de perchlorure de fer pour un verre d'eau.

58. — Le saignement de nez ou épistaxis s'arrête presque toujours de lui-même par la formation d'un caillot. S'il persiste, il est nécessaire de placer le malade dans un lieu frais et aéré, de lui desserrer ses vêtements, d'appliquer sur le front et la racine du nez des compresses d'eau très froide.

La position doit être droite, la tête légèrement penchée en avant. On recommande d'élever le bras correspondant à la narine qui donne le sang et avec les doigts de l'autre main, on forme le nez, en appuyant contre la cloison l'aile de la narine affectée.

Si on reste ainsi quelques instants, le sang remplit la narine et forme le caillot obstructeur.

Si tous ces procédés échouent, on pourra bourrer les fosses nasales de petits bourdonnets d'ouate, attachés à un fil; avant de les introduire, on les tremperait dans une solution de perchlorure de fer dilué dans un peu d'eau; on ne les retirerait qu'au bout de plusieurs heures.

Il faudra dans tous les cas, surtout pour se moucher, attendre deux heures, après l'arrêt du sang; car en se mouchant trop tôt, on enlèverait le caillot, et le saignement de nez redeviendrait beaucoup plus fort et plus difficile à combattre.

CHAPITRE QUATRIÈME

Soins à donner dans les cas de fracture, de luxation, d'entorse

SOMMAIRE. — § I. *Fractures.* — Signes auxquels on reconnaît une fracture. — Indications à remplir quand il y a fracture : nécessité d'immobiliser. — Fractures du membre inférieur. — Fractures du membre supérieur. — Précautions à prendre en plaçant un appareil

§. I. Fractures

59. — On nomme fracture toute solution de continuité des os, produite brusquement.

Un coup, une violence extérieure, une chute sont les causes ordinaires des fractures.

Les fractures des membres sont de beaucoup les plus communes, et les seules susceptibles de recevoir les soins administrés par des infirmiers, les autres fractures exigeant des appareils immédiats et des soins plus ou moins compliqués.

60. — Les signes principaux auxquels on reconnaît une fracture, sont :

Une *douleur*, souvent très vive, qui se réveille par les mouvements imprimés à l'os fracturé ;

L'*impuissance*, c'est-à-dire l'impossibilité à peu près absolue pour le blessé de soulever le membre et de s'en servir ;

La *déformation*, qui existe parfois dans le membre brisé, qui est plus ou moins dévié au niveau de la fracture; le membre perd la forme et la direction qui lui sont propres;

La *mobilité* anormale ;

La *crépitation*, ou craquement produit par le frottement des fragments, quand des mouvements sont imprimés au membre brisé

En règle, il appartient au médecin seul, pour assurer son diagnostic, de rechercher ces deux derniers signes, la mobilité anormale et la crépitation; les infirmiers ne devront les constater qu'accidentellement, mais ne jamais les rechercher.

L'impuissance du membre, la douleur, et la déformation, quand elle existe, suffisent pour qu'on croie à l'existence d'une fracture et qu'on s'empresse d'assurer l'immobilité du membre, sans rechercher d'autres signes. Mieux vaut immobiliser un membre non atteint de fracture, que de compliquer une blessure par des recherches intempestives.

Les contusions violentes, les luxations, les entorses présentent souvent des signes analogues et peuvent être confondues avec des fractures.

Cette confusion n'offre pas grand inconvénient, puisque ces lésions se trouvent bien aussi de l'immobilisation.

61. — En présence d'une fracture, il faut d'abord donner les premiers soins comme nous l'avons indiqué au commencement de ce manuel.

S'il y a plaie et hémorragie, il faut arrêter cette dernière, selon les règles qui viennent d'être données au chapitre précédent. C'est la première indication.

62. — Ensuite on réduira la fracture et on immobilisera.

La réduction de la fracture n'est pas toujours facile et peut même parfois être nuisible, quand elle est faite par des mains inexpérimentées.

C'est plutôt le redressement du membre qu'il faudra que l'infirmier tâche d'obtenir, afin de pouvoir ensuite appliquer son appareil, qui viendra s'opposer au déplacement des fragments.

Pour opérer le redressement d'un membre fracturé, il faudra qu'un premier aide embrassant des deux mains la partie supérieure du membre brisé, la maintienne solidement; pendant ce temps, un second aide tire directement sur l'extrémité inférieure d'une façon lente et progressive, sans imprimer au membre de mouvements latéraux. Ce second aide s'efforcera, par cette manœuvre, de ramener l'axe du membre dans sa direction normale, dans laquelle ensuite on l'immobilisera.

63. — Jamais en effet on ne devra abandonner un membre fracturé, avant qu'on ne l'ait complètement immobilisé.

L'immobilisation s'impose dans tous les cas, comme premier secours. Comment la pratiquer?

Pour immobiliser un membre fracturé, il faut avoir des tuteurs ou attelles et des liens pour les maintenir en place.

Les attelles, s'il ne s'en trouve pas de toutes faites sous la main, pourront être improvisées avec des planchettes, des lattes, des douves de barrique, de la paille même, pliée en faisceaux et serrée au moyen d'une ficelle roulée autour en spirale; le levier d'une pompe, une lance, le manche d'une hache en pourront tenir lieu.

Des liens, il est toujours facile de s'en procurer, (bandes, ruban de fil, cravate, mouchoir, courroie de cuir, ceinture).

L'appareil le plus simple est souvent le meilleur.

Pour diminuer la pression des attelles contre le membre blessé, il faut encore une bourre de remplissage, venant s'interposer entre eux ; de la paille, du foin, de l'étoupe, de l'ouate ou des morceaux de laine formeront autant de coussinets élastiques et viendront atténuer une pression trop directe.

Quelques compresses humectées d'eau froide ou d'eau blanche, entretenues au siège de la fracture, pareront aux accidents inflammatoires et contribueront à former des appareils peu compliqués et peu coûteux.

64. — Comment faire l'application de cet appareil d'immobilisation dans les différentes fractures ?

Les fractures des membres inférieurs, les plus fréquentes de toutes, sont celles de la jambe et de la cuisse.

Pour une fracture des os de la jambe, il faut deux attelles, allant du genou au pied, qu'elles doivent dépasser un peu en longueur ; deux coussinets et trois liens circulaires. Voilà le strict nécessaire. En plus, on pourra ajouter une petite attelle sur le devant de la jambe, et la munir aussi d'un coussinet.

Pour appliquer cet appareil, une fois le membre redressé et recouvert au siège supposé de la fracture, de compresses d'eau blanche, on place les deux attelles de chaque côté du membre, en disposant au-dessous d'elles les deux coussinets; on serre ensuite les attelles à l'aide des trois liens circulaires, qu'on nouera en avant du membre, et qui comprimeront le remplissage et les attelles contre les fragments, qui seront ainsi maintenus en place. En outre pour éviter au pied de tourner, on le soutiendra avec une compresse, un bout de bande ou une cravate, dont le milieu est placé sous la plante du pied et dont les extrémités croisées sur le

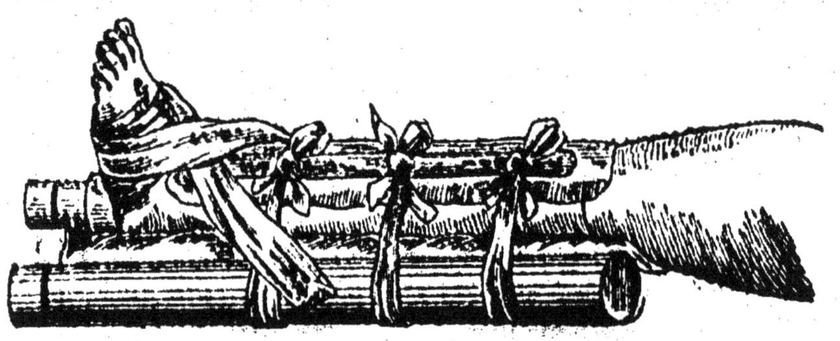

(Fig. 10.)

Appareil de fracture jambe.

cou de pied sont ramenées et fixées sur les côtés de l'appareil (1).

65. — S'il y a fracture de cuisse, on maintient le pied de la même façon; on donne à ses attelles une longueur suffisante, pour que l'attelle interne aille du talon à la racine de la cuisse, et l'externe du talon au haut de la hanche au moins, et mieux presque jusque dans l'aisselle. On peut employer à cet effet, comme tuteur, un levier de pompe.

Ces attelles, munies de leurs coussins sont appliquées comme pour la fracture de jambe et roulées dans la couverture; elles sont maintenues en place par deux liens circulaires à la jambe, et trois à la cuisse; quand l'attelle externe monte jusque dans l'aisselle, on main-

(1) Un procédé très pratique est celui qu'on enseigne aux infirmiers militaires.

Dans le cas de fracture de jambe, le blessé étant couché sur le dos, sur son brancard, on glisse sous le membre fracturé une demi-couverture qui a été doublée dans sa plus grande longueur.

Dans chacun des côtés de la couverture, en dedans et en dehors du membre, et parallèlement à lui, on enroule une attelle quelle qu'elle soit, jusqu'à ce que ce rouleau, ce coussinet rigide arrive en contact avec le membre; on maintient alors ce contact avec deux ou trois liens circulaires.

tient son extrémité supérieure appliquée au long de la poitrine par une serviette ou un bandage de corps.

En outre pour mieux assujettir le membre inférieur fracturé et l'empêcher de se renverser en dehors, on peut après avoir mis l'appareil à fracture, réunir par des liens, le membre blessé au membre sain, qui lui sert ainsi de tuteur. Ce moyen sera à employer avant tout autre, quand il s'agira de sauver un blessé en danger; les appareils seront appliqués quand il sera à l'abri du danger.

66. — Dans les fractures du membre supérieur, on pourrait encore immobiliser le bras et l'avant-bras de la même façon que la cuisse et la jambe, à l'aide d'attelles plus courtes; mais un simple appareil de soutien peut suffire comme premier secours, en attendant les soins médicaux.

Le mode de soutien le plus commode consiste dans une écharpe (mouchoir, cravate, ou ceinture de laine), qui prend son point d'appui sur le cou.

L'avant-bras, fléchi à angle droit, est maintenu horizontalement le long de la poitrine, le poignet étant un peu plus élevé que le coude.

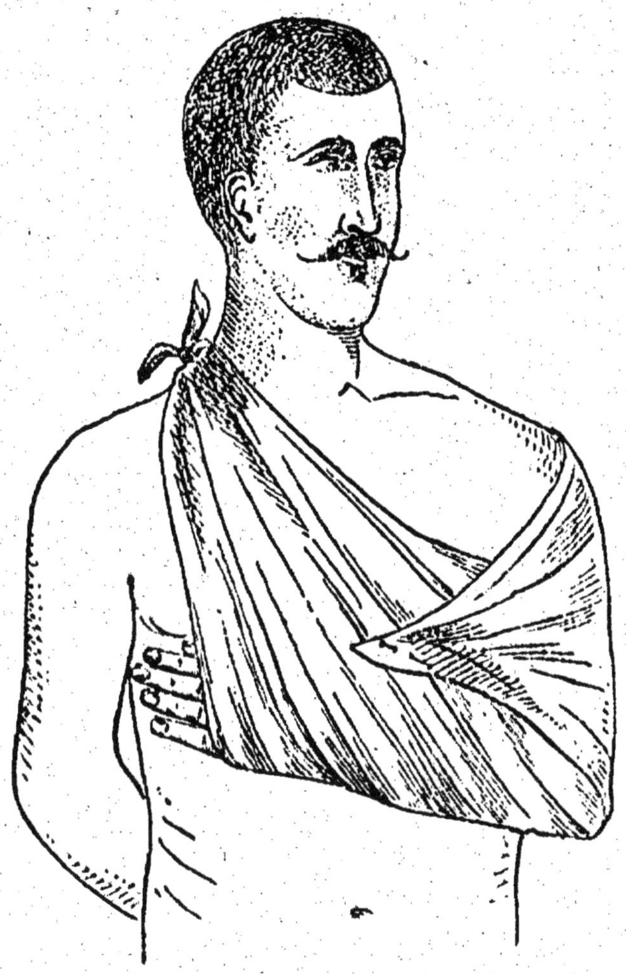

(Fig. 11.) — *Immobilisation dans les fractures du bras*

Dans la fracture du bras, outre l'écharpe simple, on obtient l'immobilisation, en fixant le bras à la poitrine par quelques tours de bande, ou par une serviette, ou par ce qu'on appelle un bandage de corps.

67. — Quelques précautions sont à prendre lors de l'application d'un appareil. Il ne faut pas qu'il soit trop serré, de peur d'étrangler le membre et d'en causer le gonflement et la gangrène : il ne doit pas non plus être trop relâché, sans quoi il laisserait aux fragments la liberté de s'abandonner, de jouer l'un sur l'autre à chaque mouvement, ce qui est atrocement douloureux.

On doit également éviter, en appliquant un appareil, de remuer inutilement le membre fracturé; s'il est nécessaire de passer un lien, on peut le faire sans soulever le membre; pour cela, on prend une attelle plate, on met le ruban ou le lien quel qu'il soit à cheval sur l'une des extrémités de cette attelle, et on la glisse ainsi coiffée au-dessous du membre; quand on aperçoit l'extrémité de l'attelle de l'autre côté du membre, on saisit le lien d'une main pour le maintenir et on retire doucement l'attelle, laissant le lien en place; on n'a plus qu'à le nouer.

Les vêtements ne sont pas un obstacle à l'immobilisation des fractures, et ils devront dans bien des cas être laissés en place, à moins qu'il n'y ait plaie et hémorragie. Ils pourront au contraire amortir la pression d'un appareil trop rigide.

Une fois cet appareil de fractures convenablement posé, le blessé est transporté soit à l'hôpital, soit à son domicile, où il recevra des secours chirurgicaux plus appropriés à son genre de blessure.

68. — Les infirmiers pourront se trouver en présence de quelques autres fractures bien moins fréquentes, du crâne par exemple, de la colonne vertébrale, de la mâchoire, des côtes.

Dans les deux premières, (crâne et colonne vertébrale), il faut coucher le blessé et le laisser dans l'immobilité la plus complète ; on se contentera, en attendant un médecin, de lui baigner le visage et les tempes d'eau froide ou d'eau vinaigrée, de lui administrer, en un mot, les quelques soins généraux, indiqués au chapitre premier.

Pour la fracture de la mâchoire, on pratique l'immobilisation sommaire à l'aide d'un mouchoir passé sous le menton et noué sur la tête.

Pour les fractures de côtes, on immobilisera toute la poitrine à l'aide d'une large ceinture, faite d'une serviette et qu'on serre le plus possible. Des bandes fixées en avant et en arrière de cette ceinture et passant sur les épaules forment bretelles et empêchent tout déplacement.

§. II. Luxations

69. — La luxation est un état dans lequel les surfaces articulaires des os perdent en tout ou en partie leurs rapports naturels, et cela le plus souvent à la suite d'une violence extérieure, d'une chute.

On la reconnaît aux signes suivants :

Douleur vive au siège de la luxation;

Impossibilité des mouvements;

Déformation au niveau de l'articulation luxée, jointe à un allongement ou au raccourcissement du membre.

70. — Le remède à apporter à cette lésion serait la réduction de cette luxation et l'immobilisation consécutive du membre. Mais cette réduction demande des connaissances chirurgicales trop compliquées et ne devra pas être tentée.

On devra éviter avec le plus grand soin de faire exécuter au membre malade aucun mouvement brusque et étendu. On se contentera de placer et de soutenir le membre dans la position, qui occasionne le moins de douleur au blessé, et on attendra ainsi l'arrivée d'un médecin ; ou bien on transportera le patient là où il doit recevoir des soins appropriés.

§ III. Entorses.

71. — L'entorse est une affection qui consiste dans un tiraillement, une distorsion qui produisent l'écartement des surfaces articulaires des os, mais sans déplacement ; elle est souvent accompagnée de déchirure des tendons ou des ligaments articulaires.

Elle s'observe le plus souvent à l'articulation du pied avec la jambe, du poignet avec l'avant-bras, quelquefois au genou.

Elle s'accompagne d'une vive douleur, de gonflement, d'infiltration sanguine, qui s'étend parfois fort loin, et d'inflammation qui s'oppose aux mouvements de l'articulation atteinte.

72. — Quand on se trouve en présence d'une entorse, il faut plonger la partie lésée dans un vase rempli d'eau froide et l'y maintenir pendant très longtemps, en renouvelant l'eau à mesure qu'elle s'échauffe. Si la partie ne peut être plongée dans l'eau, il faut la couvrir ou l'envelopper de compresses imbibées d'eau,

que l'on entretiendra fraîches au moyen d'un arrosement continuel.

On ajoutera à l'eau, s'il est possible, quelques gouttes d'Extrait de Saturne pour faire ce que l'on appelle de l'eau blanche.

CHAPITRE CINQUIÈME

Soins à donner dans quelques autres cas

SOMMAIRE. — § I. *Brûlures.* — Nature, pansement. § II. *Plaies.* — Pansement, paquet de pansement. § III. *Contusions.*

§ I. Brûlures

73. — La brûlure est une lésion déterminée par l'action d'un calorique intense sur nos organes.

Les divers degrés de la brûlure, varient avec l'intensité de la chaleur, la durée de son action et la partie du corps qui se trouve en contact avec l'agent comburant.

L'effet produit peut varier beaucoup, depuis la simple rougeur jusqu'a la carbonisation complète, nous en distinguerons quatre degrés :

1. L'érythème, irritation ou rougeur de la peau ;

2. La vésication, inflammation de la peau avec formation de vésicules, d'ampoules.

3. La gangrène superficielle ou profonde de la peau.

4. La carbonisation complète.

Chacun sait combien une brûlure est douloureuse; mais la douleur diminue avec la gravité de la blessure; la simple rougeur fait parfois bien plus souffrir, sur le moment, qu'une brûlure grave.

74. — Le premier secours à donner à une personne dont les vêtements sont enflammés, c'est, cela va sans se dire, d'étouffer les flammes; on y arrive à l'aide d'un drap, d'une couverture, d'un manteau, d'un tapis, mouillés ou non, qu'on jette sur ses épaules, et qu'on enroule rapidement autour d'elle.

75. — Le feu éteint, on la dépouillera doucement de ses vêtements, on les coupera de façon à éviter de froisser l'épiderme, ce qui causerait des douleurs intolérables. S'il y a des morceaux de linge adhérents, on les taillera avec des ciseaux tout autour de la partie adhérente, de façon à les laisser en place, ce qui vaut mieux que d'en essayer l'arrachement.

76. — Comme pansement, on rejettera toutes les recettes populaires, pulpe de pommes de terre, confitures de groseilles, encre, vin, etc. tout au plus bonnes à calmer la souffrance d'une brûlure du 1er degré : et on n'emploiera qu'un remède fort simple, mais qui n'en mérite pas moins une grande confiance et qui est toujours prêt et en abondance sous la main, l'eau froide.

Quelque soit le degré de la brûlure, au moment même où elle vient de se produire, on emploiera dans tous les cas, l'eau froide, dans laquelle on maintiendra la partie brûlée aussi longtemps qu'il est nécessaire, pour prévenir ou modérer l'action inflammatoire, c'est-à-dire pendant plusieurs heures, et même pendant un jour au besoin, en ayant soin de changer l'eau à mesure qu'elle s'échauffe.

Lorsque la partie brûlée n'est pas susceptible d'être immergée, il faut employer des compresses imbibées d'eau froide, qu'on renouvelle souvent. Non seulement l'eau fraîche calme instantanément la douleur, mais son emploi continué avec acharnement, s'oppose aux phénomènes inflammatoires.

On rendra cette eau plus calmante encore,

en l'additionnant d'une cuillerée à café de laudanum par litre.

Quand les surfaces brûlées présentent une très grande étendue, ou bien sont disséminées sur tout le corps, un grand bain tiède produira les meilleurs effets.

Souvent certaines brûlures, surtout quand elles sont graves, sont immédiatement suivies de prostration, d'abattement, de sensation de froid. On aura recours alors aux stimulants, au café. La soif souvent très vive sera calmée par de petits morceaux de glace ou de légères quantités d'eau froide additionnée de quelques gouttes d'eau-de-vie.

§ II. Plaies

77. — Tout le monde sait ce qu'est une plaie; inutile d'en donner la définition.

Parmi les plaies, les unes sont superficielles, et dans ce cas sans gravité, à moins qu'elles n'occupent une large étendue, ou qu'elles ne soient compliquées.

D'autres fois elles sont profondes, et peuvent atteindre des organes essentiels ou des vaisseaux importants : elles sont plus graves dans ce cas.

Quand une plaie s'accompagne d'écoulement de sang, nous avons vu quelle était la marche à suivre, en parlant d'hémorragie.

78. — Dans toute plaie, on pratiquera d'abord le lavage à grande eau fraîche, soit par arrosement continu, soit à l'aide d'une éponge ou mieux de bourdonnets d'ouate, que l'on passera sur la plaie avec beaucoup de légèreté.

Un simple filet d'eau suffira dans bien des cas pour enlever de la plaie les corps étrangers, sable, terre, sang coagulé, etc... et ce qui ne sera pas entraîné de cette façon sera enlevé à l'aide de l'éponge ou de l'ouate.

On réunira ensuite, s'il y a lieu, les bords de la plaie, de façon à les maintenir l'un contre l'autre, soit par des bandelettes agglutinatives de diachylon, et mieux par du taffetas d'Angleterre.

On protégera ensuite la plaie contre les influences extérieures, par un pansement approprié.

79. — On entend par premier pansement d'une plaie toute application de substances ou de moyens mécaniques ayant pour but, outre d'amener la guérison, de protéger la plaie

contre le contact de l'air et des germes qu'il renferme, et de la mettre à l'abri des corps qui pourraient la froisser, la déchirer.

Pour faire un premier pansement, il faut des instruments, des pièces d'appareil, des médicaments.

Parmi les instruments, les plus utiles pour l'infirmier sont les ciseaux et les pinces; il est inutile d'en faire la description; nous avons vu dans la première partie, que les sacs d'ambulance et que les caisses de secours en contiennent tous.

Les pièces d'appareil ou de pansement sont des linges, compresses et bandes, et quelques autres substances brutes ou tissées, l'étoupe, l'ouate, la gaze ou tarlatane.

La charpie qui est le véhicule de germes infectieux, doit être complètement rejetée, et remplacée très avantageusement par l'ouate, qu'on se procurera imprégnée à l'avance de substances antiseptiques.

Cette ouate que l'on trouve toute préparée dans le commerce, est soigneusement enveloppée pour sa conservation; elle sera employée par petits morceaux ou bourdonnets pour le lavage des plaies, de préférence aux éponges;

on l'utilisera également en gâteau, ou en plaque dans la confection des pansements.

Le linge sera employé sous forme de compresses; on le remplace également avec grand bénéfice par des morceaux de tarlatane ou gaze, préparée par le commerce, qui l'antiseptise et l'enveloppe soigneusement comme l'ouate.

Le linge sera encore employé sous forme de bandes de toile ou de coton et mieux de gaze; il est nécessaire que les sacs en contiennent plusieurs de grandeur différente, pour parer à toutes éventualités.

Les médicaments enfin à employer dans les pansements sont peu nombreux; je ne nommerai que l'iodoforme dont on peut saupoudrer les plaies, mais que j'ai supprimé du sac à cause de son odeur repoussante, l'eau blanche fabriquée selon les besoins, en additionnant l'eau ordinaire de quelques gouttes d'Extrait de Saturne, l'eau-de-vie camphrée, l'eau enfin que nous avons déjà vu utiliser avec avantage dans les autres blessures, entorses, brûlures, etc.

80. — Selon les cas, le pansement sera sec ou humide. Aujourd'hui que grâce aux perfec-

tionnements de la chirurgie, les sacs ou boîtes de secours sont munis de gaze et d'ouate préalablement imprégnées de substances antiseptiques (acide phénique, sublimé, acide borique, salol, etc...), avec ces pièces de pansement, l'eau pure est encore le meilleur remède, si l'on veut un pansement humide.

Pour qu'un pansement à l'eau soit exempt d reproches, il faut, ou qu'il soit continuellement humecté, ou qu'on empêche l'évaporation à l'aide d'un tissu imperméable ; on se sert, pour cet usage, de tissu caoutchouté ou de taffetas gommé, dont on recouvre le pansement en l'interposant entre les compresses et l'ouate, d'une part, et la bande d'autre part.

Un pansement simple, humide, sera donc composé d'une ou plusieurs couches de gaze antiseptique humidifiée, d'une bonne couche d'ouate également mouillée, d'une enveloppe imperméable et de quelques tours de bande.

Le pansement sec sera composé des mêmes substances, sauf le liquide ; c'est à lui qu'on aura recours le plus souvent comme premier pansement.

81. — Et, à ce propos, je ne puis passer sous

silence ce qu'on appelle le paquet de pansement individuel.

En temps de guerre, tout officier, sous-officier et soldat, sera muni d'un paquet individuel de pansement ; il le portera dans une poche spéciale de la capote, du dolman ou de la veste.

Ce paquet, qui est appelé à rendre d'incalculables services, pourquoi n'en généraliserait-on pas l'usage ? Pourquoi les sacs d'ambulance, ou les caisses de secours des compagnies de Sapeurs-Pompiers, n'en contiendraient-elles pas quelques-uns. Ce serait un pansement tout prêt pour les accidents légers, et de cette façon les infirmiers auraient leur pansement préparé sous la main, ce qui simplifierait de beaucoup leur besogne.

Le paquet individuel de pansement est ainsi composé :

Un morceau d'étoupe entouré de gaze antiseptique ;

Une compresse de gaze antiseptique ;

Un morceau de tissu imperméable caoutchouté ;

Une bande de gaze ;

Et deux épingles anglaises.

Le tout enfermé dans une première enveloppe imperméable qui, close hermétiquement, assure sa conservation, et dans une seconde enveloppe de protection en lustrine.

Sous ces deux enveloppes, on trouvera un pansement toujours propre.

Une étiquette indiquant son emploi et conforme au modèle ci-dessous, est collée sur chacune des deux enveloppes.

RÉPUBLIQUE FRANÇAISE

MINISTÈRE DE LA GUERRE. — SERVICE DE SANTÉ

PANSEMENT INDIVIDUEL

Mode d'emploi

Pour ouvrir le paquet, rompre le fil noir à l'endroit de la couture, où le point est plus allongé, enlever la première enveloppe, déchirer la seconde, ensuite appliquer sur la plaie :

1° L'étoupe entourée de sa gaze;
2° La compresse;
3° L'imperméable.

Assujettir avec la bande et les épingles, en ayant soin de ne serrer que très modérément.

S'il y a deux plaies, diviser le pansement.

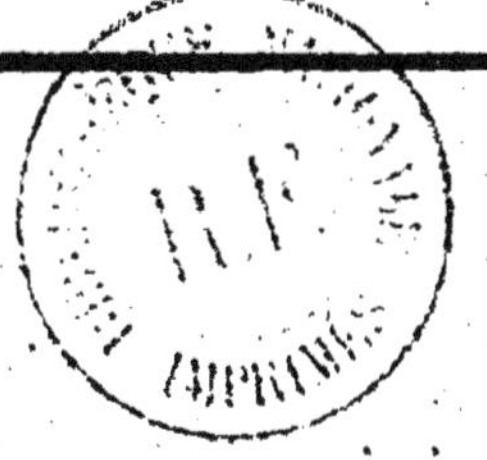

§ III. Contusions

82. — La contusion est la lacération, la lésion plus ou moins profonde des tissus, sans solution de continuité de la peau, sans qu'elle soit entamée, autrement dit sans plaie.

La contusion est le résultat d'un coup ou d'une chute ; selon la pression subie, elle peut être caractérisée par du gonflement léger, une ecchymose violacée des tissus, une bosse sanguine (avec épanchement de sang sous la peau), ou le broiement des parties profondes, cas de beaucoup le plus grave.

Elle est accompagnée d'une douleur en général assez vive, de crachement de sang dans la contusion du poumon, de selles sanguinolentes ou de hernies dans la contusion du ventre, de sang dans l'urine dans la contusion des reins, de troubles de la vue, dans celle de l'œil ; enfin de la perte plus ou moins complète des facultés dans celle du cerveau.

83. — Dans ces divers degrés, le meilleur des traitements est encore l'eau fraîche, que l'on pourra additionner d'eau blanche ou de teinture d'arnica. On l'emploiera, comme nous

l'avons vu, dans le cas de brûlures, soit en faisant l'immersion complète dans l'eau, du point contus, soit en le recouvrant de compresses d'eau fraîche, que l'on renouvellera continuellement, et pendant plusieurs heures.

TROISIEME PARTIE

Relèvement, conduite et transport des blessés

CHAPITRE PREMIER

Relèvement et conduite

SOMMAIRE. — Précautions à prendre en relevant un blessé. — Relèvement par deux hommes, par trois hommes. — Conduite d'un blessé qui peut marcher.

84. — Le relèvement d'un blessé n'est pas, dans la pratique, aussi facile que cela le semble de prime abord. Cette manœuvre, au contraire, pour être exécutée au plus grand bien du patient, exige des hommes exercés et habitués à manier des malades.

Pour enlever un blessé, le placer sur un brancard, une voiture, il faut une certaine adresse que les infirmiers n'acquièrent qu'après un exercice très fréquemment renouvelé.

Il faut agir sans précipitation, avec douceur, sans mouvements brusques, qui aggravent la blessure et augmentent la souffrance.

On doit saisir le blessé solidement, mais sans rudesse, en ayant soin de ne pas porter les mains au niveau de la blessure ; on le soulève lentement, sans secousse, et on soutient les membres pour empêcher que leurs mouvements ou leur poids ne déterminent des tiraillements douloureux.

A la rigueur, un homme seul peut enlever un blessé, quand la blessure n'est pas grave, et qu'elle ne siège pas aux membres, ou bien encore pour le soustraire à un danger imminent ; mais, dans presque tous les cas, il faut au moins deux hommes, trois au plus.

Ils devront se placer commodément pour l'enlever, et choisir une attitude qu'ils puissent conserver quelque temps sans fatigue.

85. — Quand un homme seul devra relever un blessé ou opérer son sauvetage, soit qu'il se trouve seul auprès de lui, soit que l'exiguïté des locaux s'oppose à ce que quelqu'autre vienne à son aide, il devra s'y prendre de la façon suivante :

Plaçant un genou en terre, il passera un bras sous les reins, un autre sous les fesses, et il l'enlèvera ainsi, pendant que le blessé, de son côté, s'il peut le faire, embrassera de ses deux bras le cou de son sauveteur.

S'il a affaire à une personne peu lourde, à

un enfant, il peut le prendre à bras le corps sous un de ses bras, ou bien encore le charger sur son dos à cheval, et le soutenant sous les jarrets.

86. — Dans le relèvement par deux hommes, ces deux infirmiers placent un genou en terre, l'un à droite, l'autre à gauche du blessé ; ils passent l'une de leurs mains au-dessous du dos et l'autre au-dessous des membres inférieurs du patient ; ils les entrecroisent afin de bien le soutenir. S'il le peut, le blessé s'aide en les saisissant au niveau de la ceinture ou par le cou.

L'un des deux aides prend la direction de la manœuvre et commande : *attention... debout ;* ils se lèvent en même temps et, doucement ; au commandement de : *marche,* le porteur de droite part du pied droit, celui de gauche du pied gauche, et, marchant latéralement, ils se dirigent ainsi vers le brancard ou le lieu où ils doivent porter leur blessé. (FIG. 12.)

Quand on a un brancard à sa disposition, après l'avoir déplié, on le place à terre au pied du blessé, dans le prolongement de l'axe de son corps et la tête vers lui.

Puis quand le patient est soulevé de terre par

les deux aides, comme nous venons de le voir, ils ne changent pas de place, et un troisième aide, saisissant le brancard, le glisse au-dessous du malade, entre les deux premiers aides, qui écartent un peu leurs jambes.

Ceux-ci alors, au commandement de : *Posez*, formulé par l'un d'eux, déposent doucement le blessé sur le brancard. Cette méthode de relèvement d'un blessé par deux hommes est la meilleure de toutes, car elle évite au malade une foule de mouvements et de soubresauts, qui ne font qu'accroître des souffrances.

87. — On peut, de la même façon, relever un blessé avec 3 hommes ; dans ce cas les deux premiers prennent le blessé comme précédemment, sous le siège et sous le haut du dos ; le troisième soutient les membres inférieurs.

Cette manière de procéder doit être employée de préférence à toute autre, dans les cas de fracture de jambe ou de cuisse ; ce troisième aide se place du côté du membre brisé.

88. — *Conduite d'un blessé.* — Quand un blessé peut marcher et qu'il n'est pas trop faible, un seul homme peut le conduire, en lui donnant le bras, ou en le soutenant, après avoir

passé le bras du blessé autour de son cou, et en le saisissant lui-même à bras le corps ; ou bien encore en faisant appuyer le blessé sur son avant-bras engagé sous son aisselle.

Si le blessé est plus faible, deux hommes sont nécessaires pour le soutenir.

Ou bien, ils le prennent de chaque côté par le bras ; ou le malade s'appuie sur leurs bras ;

Ou bien ils lui donnent un point d'appui en faisant passer les bras du blessé sur leurs épaules ;

Ou bien ils le soutiennent de chaque côté, à l'aide des mains ou des avant-bras placés sous ses aisselles.

Ils le conduisent ainsi loin du danger, vers l'endroit où il recevra des secours.

CHAPITRE DEUXIÈME

Transport des blessés

SOMMAIRE. — § I. *Transport à bras d'homme.* — Transport par un, deux ou trois hommes. — Sauvetage d'un blessé par une échelle.

§ II. *Transport par le brancard.* — Manœuvre du brancard. — Chargement du blessé sur le brancard. — Transport du brancard par deux ou quatre hommes. — Marche avec le brancard. — Déchargement du blessé. — Brancards improvisés. — Chargement du brancard sur un chariot de pompe, pour effectuer un long transport.

§ I. Transport à bras d'homme

89. — Une fois le blessé relevé comme il vient d'être indiqué, si la distance à parcourir n'est

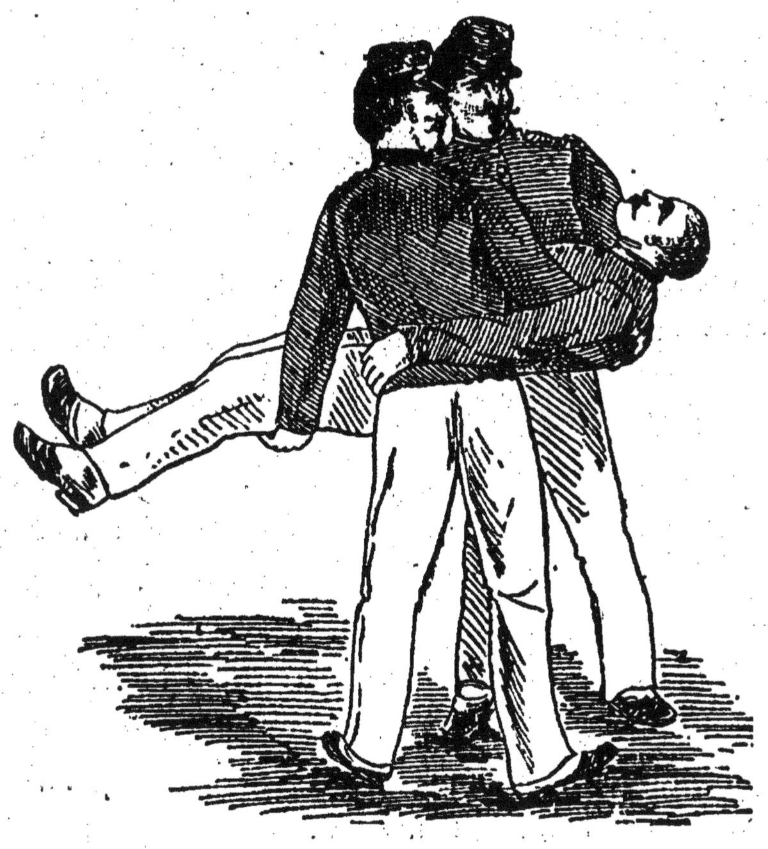

(Fig. 12.)

Relèvement et transport d'un blessé par deux hommes.

pas trop considérable, ou bien faute de brancards, les porteurs peuvent le transporter ainsi, à un, deux ou trois.

Il est inutile de répéter à ce sujet ce qui vient d'être dit ; voici encore, cependant, d'autres manières de porter un blessé à bras d'homme.

Nous avons vu, et la figure ci-dessus (12) nous le représentent, comment on porte à deux ou trois un blessé dans la position couchée ; on peut encore, s'il est blessé moins grièvement, le transporter assis sur les mains des deux aides.

90. — Une première manière consiste à unir deux des mains des aides et à faire asseoir le malade sur ce siége improvisé ; les deux autres mains, réunies à la hauteur de son dos, lui serviront de dossier ; il passera, en outre, ses deux bras autour du cou de ses porteurs ; une fois le blessé chargé, les deux infirmiers partent, celui de droite du pied droit, celui de gauche du pied gauche, et marchent latéralement.

Tout le monde comprend ce mode de transport; il en est de même du suivant :

91. — Si le blessé a assez de force pour s'ai-

der de ses bras, on lui constitue un siège plus large et plus commode, mais sans dossier, en s'y prenant de la façon suivante :

Les deux aides placés des deux côtés du blessé, un genou en terre, entrelaçent leurs mains, comme le montre la figure 13. Chacun d'eux saisit son poignet gauche de la main

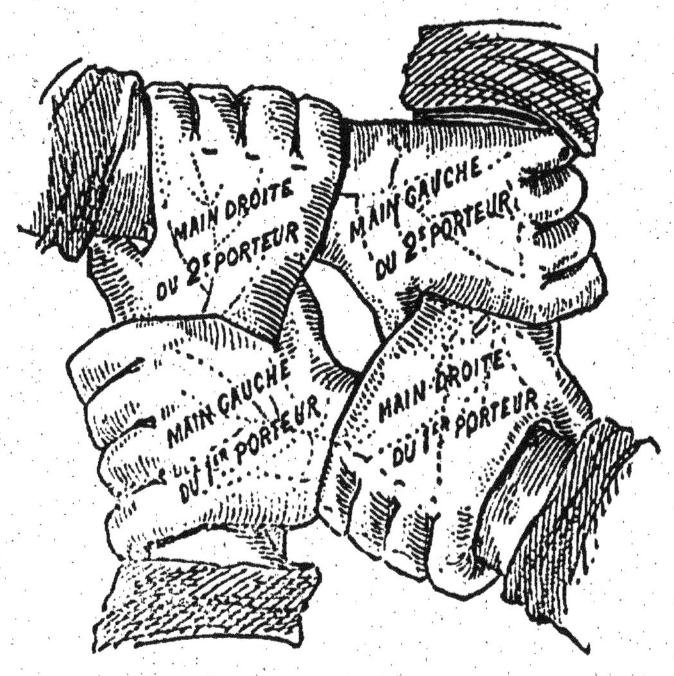

(Fig. 13.) — *Sellette pour transport à quatre mains.*

droite, puis de sa main gauche il prend le poignet droit de son compagnon ; les mains ainsi entrelacées sont glissées sous le siège du blessé.

Celui-ci, de ses deux bras, entoure le cou de chacun de ses porteurs. Au commandement de *Attention!.. debout*, ils se relèvent en même temps.

92. — Enfin un dernier mode de transport permet de se rendre assez loin, il consiste à porter le blessé de la façon suivante :

Les deux porteurs se placent l'un à la tête, l'autre entre les jambes. Ayant mis un genou en terre, le premier soulève la tête du blessé, qu'il applique contre sa poitrine, passe les bras d'arrière en avant sous les aisselles, et croise les mains sur le devant de la poitrine du blessé. Le second penché en avant et tournant le dos au précédent, saisit les jambes du patient sous les jarrets.

Au commandement de: *Attention... debout*, ils se lèvent ; au commandement de : *Marche*, ils partent tous deux du pied gauche.

93. — Je ne veux pas terminer ce paragraphe du transport d'un blessé à bras, sans dire un mot d'un des modes les plus difficiles à exécuter par un seul homme; je veux parler du sauvetage d'un blessé ou d'un malade par une échelle, quand tout autre moyen de communication est

intercepté et qu'on n'a pas sous la main les engins de sauvetage ordinaire, ceintures, corde pour nœud de chaise, etc...

Pour l'accomplir, il faut ordinairement un homme très vigoureux et audacieux ; en outre, on ne devra pratiquer ce dangereux transport qu'à la dernière extrémité, à moins d'y être suffisamment exercé.

Au concours international du Havre, les brigades anglaises s'en tiraient avec une rapidité et une dextérité vraiment extraordinaires. C'est là le mode de sauvetage qu'elles emploient couramment.

94. — Pour pratiquer ce transport, il y a trois manières de saisir le blessé.

La première, la plus simple, la moins dangereuse, consiste à le porter, comme on porte un enfant, c'est-à-dire la poitrine du malade contre sa propre poitrine, le bras passé sous les cuisses; par suite le blessé est assis sur l'avant-bras gauche de son porteur, dont il entoure le cou, à l'aide de ses bras. Le bras droit du sauveteur est libre.

95. — La seconde façon de s'y prendre, de beaucoup la plus difficile est la suivante :

Se placer à gauche du blessé, le genou droit à terre, mettre la main droite sous l'aisselle gauche du malade, les quatre doigts en arrière et dans l'aisselle, le pouce dirigé en avant, passant en avant et au-dessus de l'épaule; la main gauche sous l'aisselle droite, mais placée en sens inverse, les quatre doigts en avant, le bout des doigts dans le creux de l'aisselle, le pouce dirigé en arrière par-dessus l'épaule.

D'un mouvement un peu brusque, on soulève le blessé, et on l'enlève complètement de terre, en se relevant soi-même.

En même temps, on fait passer son bras gauche par-dessus sa tête et le corps du malade, solidement maintenu, est passé par-dessus l'épaule droite et la tête. De cette façon, on fait exécuter au blessé un demi-tour sur lui-même; son dos vient s'appuyer sur le dos de son porteur; ses jambes ballottent le long des jambes du sauveteur, qui courbe le dos pour porter ce poids.

De la main gauche, laissée en place, sous l'aisselle, on soutient le blessé dans cette position, en lui recommandant de ne faire aucun mouvement; on descend l'échelle avec précaution, en se courbant et en s'aidant et se retenant de la main droite.

On porte son blessé, comme les déchargeurs portent un sac de blé; cette manière de faire, manœuvre courante chez nos voisins d'outre-mer, est un sauvetage in extremis, qui n'offre aucune sécurité, ni pour le sauveteur, ni pour le sauvé.

96. — Une troisième façon, recommandée dans les instructions aux sapeurs-pompiers de Paris est la suivante :

Si la personne à sauver est incapable de s'aider, on lui donne l'attitude assise; on lui passe un drap roulé ou une forte corde sous les genoux, plaçant le milieu de la corde ou du drap dans le pli du jarret, on croise ensuite les deux côtés par devant la poitrine, et on en ramène un sous chaque bras. On s'assied soi-même ou on s'accroupit en tournant le dos contre celui de la personne exposée; on passe les deux bouts de la corde ou du drap sur ses deux épaules, comme deux bretelles; on leur fait faire plusieurs fois le tour de son corps, s'il y a assez de longueur, et on fait un nœud; on a ainsi les deux mains libres.

On se relève alors, et on soulève ainsi sur

son dos la personne à sauver ; on se courbe en avant pour en porter le poids, et on peut descendre de l'échelle, en s'aidant de ses deux mains.

Ce mode de transport, préférable au précédent, ne s'emploiera cependant que dans des cas tout à fait exceptionnels.

§ II. Transport par le brancard

97. — Une fois le blessé hors de danger, si le chemin à parcourir est assez considérable, le meilleur mode de transport, c'est le brancard.

La description a été faite dans la première partie, nous n'y reviendrons pas ici.

98. — La manœuvre du brancard, son montage et son démontage, s'opère de la manière suivante :

1er temps. — Deux infirmiers placés à trois pas de distance, l'un en face de l'autre, le saisissent chacun par une extrémité, se fendent en avant du pied droit, et placent les hampes sous le bras gauche. Ils débouclent et déroulent les bretelles en les passant d'une main dans l'autre, puis se redressent, placent sur le cou les bretelles et dégagent leurs anses des poignées des hampes.

2e temps. — Chaque infirmier prend une hampe de chaque main et déploie le brancard, qu'ils tiennent retourné à l'envers ; ils écartent les jambes l'un à gauche, l'autre à droite de 0m,40 centimètres, fléchissent sur leurs jambes, ce qui leur permet d'appuyer l'extrémité des hampes sur leurs cuisses.

3e temps. — Ils redressent les pieds du brancard et les fixent, puis placent les traverses d'écartement, en les faisant pivoter ou en les déployant, si elles sont à charnières ; en même temps celui qui est à la tête doit engager la partie supérieure des pieds dans les angles de la toile garnie de cuir et fixer les boutons dans les œillets.

4e temps. — Ils reprennent la position verticale, en rapportant à côté de l'autre le pied qu'ils ont déplacé ; tenant les hampes des deux mains, ils retournent le brancard de gauche à droite et le posent à terre. — On devra dans ce mouvement entrecroiser les deux bras et ne lâcher les hampes que quand le brancard sera à terre.

Celui qui se trouve au pied fait alors demi-tour.

Puis, tous deux passent l'anse de la bretelle

dans la hampe de gauche, et passant de l'autre côté la courroie de cuir dans la boucle, ils la fixent, de façon à donner aux bretelles une longueur en rapport avec leurs tailles.

En outre, il faut que cette courroie tourne deux fois autour de la hampe avant d'être attachée, pour éviter que la hampe n'échappe de la bretelle, ce qui occasionnerait des chutes dangereuses.

Au commandement de : *levez*, les deux porteurs se redressent doucement.

Au commandement de : *marche*, ils partent, celui de devant du pied gauche, celui de derrière du pied droit.

Au commandement de : *halte... posez*, ils le déposent ensemble à terre et doucement.

99. — Pour démonter le brancard :

1er temps. — Ils retirent les bretelles, se font face, saisissent les hampes des deux mains, retournent le brancard de droite à gauche, posent les hampes sur leurs cuisses, écartées comme pour le montage.

2e temps. — Les traverses sont dégagées et remises en place en pivotant, ou leur charnière est pliée ; la têtière est défaite de ses boutons et repliée avec soin sur la toile fixe ; les pieds sont ramenés au long des hampes.

3e temps. — Les deux hampes sont roulées dans la toile ou rapprochées selon la forme du brancard, et les hommes reprennent la position verticale.

4e temps. — L'anse de la bretelle est engagée dans la poignée de la hampe placée à droite, les hampes glissées sous le bras gauche, en se fendant en avant du pied droit; puis la bretelle est roulée solidement autour du brancard replié, en la tournant de droite à gauche, de manière à l'envelopper chacune dans la moitié de sa longueur.

Les deux bretelles sont bouclées ensemble à leur rencontre, au milieu du brancard; puis les hommes se redressent et l'un d'eux remet le brancard en place.

L'un des deux infirmiers, celui qui est à la tête du brancard, devra prendre le commandement, et pour le montage comme pour le démontage, il commandera successivement les quatre temps, *un... deux... trois... quatre...*, ayant soin de régler ses mouvements sur ceux de son compagnon, et de ne commander un nouveau temps que quand le premier sera complètement terminé.

Voilà théoriquement la manœuvre du brancard; elle doit être connue dans ses moindres détails, pour pouvoir être exécutée sans tâtonnement, quand le besoin en sera.

100. — La meilleure manière pour charger un blessé sur le brancard a été indiquée en parlant du relèvement du blessé : les deux aides placés de chaque côté de lui, une main sous son dos, une sous ses cuisses, le soulèvent, et un troisième aide glisse entre leurs jambes le brancard, sur lequel ils le déposent.

101. — S'ils ne sont que deux, avant d'aborder le blessé, ils montent leur brancard et le déposent aux pieds du blessé, dans le même sens que lui et dans le prolongement de l'axe de son corps ; puis ils soulèvent alors le blessé comme précédemment, et partant celui de droite du pied droit, celui de gauche du pied gauche, ils se dirigent vers le brancard, en marchant latéralement. Quand le blessé est au-dessus, ils le déposent avec précaution et douceur.

102. — En outre, il faut lui donner une

position qui ne soit pas douloureuse et qu'il puisse garder sans fatigue pendant le transport.

En principe, le blessé doit être couché sur le dos, la tête un peu soulevée, les membres supérieurs étendus le long du corps, les membres inférieurs allongés ou légèrement fléchis.

On modifiera cette position suivant le siège de la blessure ; il faut autant que possible que le malade ne s'appuie pas sur sa blessure, et que les parties lésées soient maintenues dans le relâchement et l'immobilité.

Lorsque la blessure siégera en arrière du corps et d'un seul côté, le blessé sera incliné du côté opposé. Si elle s'étend aux deux côtés, il pourra être couché sur le ventre, à moins qu'il n'ait aussi une blessure en avant, ou que cette position ne soit difficilement supportée. Il convient, pour la rendre moins pénible, que la poitrine soit soulevée, que la tête soit inclinée de côté et que le visage soit à l'abri de toute pression.

Dans les blessures de la poitrine, les épaules seront un peu élevées ; dans celles du ventre, les cuisses seront fléchies et la partie supérieure du corps légèrement soulevée.

Si la plaie siège à la partie latérale du cou, on maintiendra la tête inclinée de ce côté et rapprochée de la poitrine; si elle siège à la partie postérieure, la tête sera légèrement inclinée en arrière; elle le sera en avant, si elle siège à la partie antérieure.

Les membres blessés seront allongés et devront reposer dans toute leur étendue sur le brancard; on assurera leur immobilité en les soutenant, en les calant de chaque côté.

L'avant-bras et la main blessés peuvent être portés en avant et appuyés sur la poitrine ou sur le ventre.

103. — Le brancard chargé peut être porté par deux ou quatre hommes; le plus ordinairement, deux suffisent; les porteurs doivent être à peu près de même taille, sinon le plus petit se placera à l'extrémité du brancard correspondant aux pieds du malade; celui qui est à la tête est chargé de la surveillance du blessé, car seul il voit ses mouvements.

104. — La manœuvre, par deux hommes, du brancard chargé est celle indiquée ci-dessus dans la théorie du brancard.

Au commandement de : *attention*, formulé

par le porteur de tête, ils se baissent, engagent les anses de leurs bretelles et saisissent les hampes.

Au commandement de : *enlevez*, ils se relèvent et soulèvent le brancard.

Au commandement de : *marche*, ils partent celui de devant du pied gauche, celui de derrière du pied droit, afin de diminuer, en rompant le pas, le balancement du brancard.

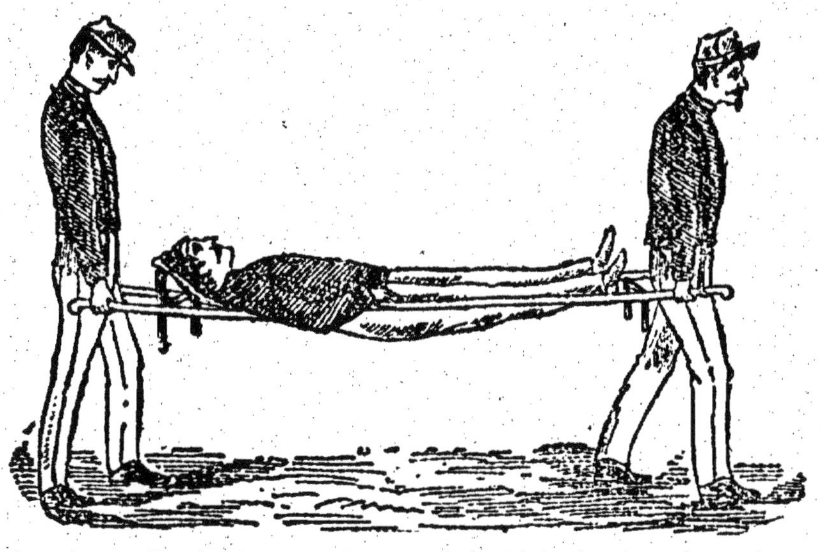

(Fig. 14.) — *Marche avec le brancard.*

Ils marchent d'un pas régulier, peu allongé, modérément cadencé, en fléchissant les cuisses et les genoux, les pieds rasant le sol.

Au commandement de : *attention... halte*,

ils s'arrêtent ; à celui de : *posez*, ils déposent avec ensemble et lentement le brancard à terre et se relèvent en dégageant les bretelles.

Le porteur de devant prévient son compagnon des obstacles de la route, des accidents de terrain, indique les changements de direction et règle la marche.

Si le malade était agité et qu'on craignît une chute, il faudrait se faire accompagner de deux personnes, qui marcheraient de chaque côté du brancard.

105. — Quand le brancard est porté par quatre hommes, au commandement de: *attention*, ils saisissent des deux mains, en se baissant, les poignées des hampes et placent dessous la main qui correspond à l'épaule devant servir de point d'appui.

Au commandement de : *enlevez*, ils se relèvent et soulèvent le brancard à la hauteur des épaules ; ils placent la hampe sur l'épaule l'un droite, l'autre gauche, pour ceux de devant comme pour ceux de derrière, de façon à se trouver tous les quatre en dehors du brancard. Ils assujettissent le brancard en embrassant sa poignée avec la main correspondante à l'épaule qui porte la hampe.

Au commandement de : *marche*, ils partent ceux de devant du pied gauche, ceux de derrière du pied droit.

Au commandement de *attention*... *halte*, ils s'arrêtent ; à celui de : *posez*, ils prennent les hampes des deux mains, les soulèvent légèrement pour dégager l'épaule. En même temps, ils exécutent un quart de tour et font face au brancard, qu'ils abaissent avec ensemble, pour lui conserver son horizontalité.

106. — Pendant la marche, les porteurs doivent s'efforcer de maintenir constamment le brancard dans un plan horizontal, l'un en fléchissant, l'autre en allongeant les avant-bras, selon l'inclinaison du sol.

107. — Quand on gravit un terrain très incliné, cette précaution est insuffisante ; les deux porteurs doivent s'arrêter, se retourner, et porter le blessé la tête en avant, celle-ci devant être plus élevée que les autres parties du corps. Il y a cependant une exception à cette règle ; quand le blessé est atteint d'une fracture du membre inférieur, il est nécessaire qu'en montant, comme en descendant, les pieds soient plus élevés que la tête, pour éviter

que le poids du corps, en glissant, ne vienne faire porter trop violemment le fragment supérieur de la fracture contre l'inférieur, ce qui provoque de vives douleurs.

108. — Ces mêmes précautions devront être prises, quand il s'agira de gravir un escalier. On montera la tête du blessé la première et en baissant l'extrémité correspondante du brancard au niveau des marches ; l'autre extrémité, au contraire, sera soulevée à hauteur des épaules du ou des porteurs, de façon à continuer à maintenir le brancard toujours aussi horizontal que possible, la tête étant plutôt élevée que les pieds. A mesure qu'il atteint les dernières marches, le porteur de derrière, tout en continuant à monter, baisse peu à peu les hampes et allonge doucement les bras en dépliant les avant-bras, de façon à se trouver, en arrivant au palier, dans la position qu'il occupe dans la marche en terrain plan.

Pour descendre un escalier les mouvements sont les mêmes, la manœuvre ayant lieu naturellement en sens inverse.

109. — S'il s'agit de franchir une haie, un

mur, les porteurs au nombre de quatre, s'y prendront de la manière suivante :

Un des hommes ayant franchi l'obstacle, s'empare des deux hampes de devant, qui lui sont présentées par deux aides, situés de chaque du brancard ; un quatrième soutient le derrière à la même hauteur.

A ce moment le brancard est tenu de part et d'autre de la haie par un porteur ; les deux qui sont libres franchissent l'obstacle, et vont soutenir de l'autre côté de la haie les deux hampes de l'extrémité postérieure, hampes qui leur sont tendues par le quatrième aide qui seul n'a pas encore franchi l'obstacle.

A cet instant, le brancard est tenu à la tête par le premier aide, aux pieds par le 2e et le 3e ; le quatrième, qui vient d'abandonner l'extrémité postérieure, passe la haie à son tour ; le brancard est alors posé à terre, puis repris par deux porteurs qui continuent la marche en avant.

110. — La manœuvre pour franchir un fossé trop large est à peu près la même.

Le 1er aide franchit le fossé, sur le bord duquel a été posé le brancard ; deux autres descendent dedans, ou se placent à cheval au-dessus, en appuyant un pied sur chaque bord. Ils se font face, en laissant entre eux un intervalle égal à la largeur du brancard.

Dans cette position, ces deux hommes, aidés de celui qui est en deçà du fossé, saisissent les poignées antérieures, qu'ils transmettent à celui qui a déjà passé l'obstacle; puis prenant les poignées postérieures des mains de celui qui est en arrière, ils font passer le brancard de l'autre côté du fossé, et le déposent à terre; le 4e porteur devenu libre, passe à son tour.

L'obstacle franchi, le brancard est repris par deux hommes, selon les règles ordinaires.

111. — Pour enlever le blessé de dessus son brancard; on procède avec les mêmes précautions et la même douceur que pour l'y placer.

Voici le meilleur mode de déchargement.

Le brancard étant disposé au long du lit et parallèlement à lui, la tête du malade étant du même côté que la tête du lit, les deux porteurs se placent du côté du brancard opposé au lit, et mettent un genou à terre. Ils glissent alors leurs mains sous le malade, l'un sous le dos, l'autre sous les cuisses et les jambes. Alors le brancard est tiré rapidement par un aide, après que les porteurs se sont relevés en soulevant le blessé ; ils avancent d'un pas, et déposent doucement le patient sur son lit.

112. — Voilà quels services un brancard est appelé à rendre ; mais on peut en manquer au moment d'un accident ; il faut alors le remplacer par des objets trouvés sous la main, civières, échelle, porte, planche, etc.

On improvise encore un brancard avec des sacs, des paillasses vides, dont on découd les angles, et dans lesquels on introduit des perches qui remplacent les hampes.

On emploie pour le même usage des matelas, des couvertures, qu'on fixe par les angles à des perches ou à des branches d'arbres.

Les brancards improvisés sont toujours très imparfaits. On veillera à ce qu'ils soient très solides. On les couvrira de paille ou de foin, puis d'une couverture ou d'un manteau pour en rendre le contact moins dur.

On peut encore utiliser comme brancard roulant, des charrettes à bras, le chariot d'une pompe, sur lesquels on étend un matelas ou de la paille et une couverture.

Dans ces divers cas, le chargement des blessés ne peut guère avoir de règles précises; il faudra toujours aller avec douceur, sans précipitation, et en s'entourant des précautions indiquées, qu'il faudra plutôt exagérer dans ce cas.

113. — Enfin quand un blessé, dans un cas d'incendie, une fois chargé sur son brancard, doit être porté assez loin, au lieu de fatiguer les hommes en effectuant le transport de ce brancard, fatigue qui vient vite, même en se relayant, il est plus simple de transformer le brancard ordinaire en brancard roulant.

Pour cela on utilisera un chariot de pompe, qu'on aura tout prêt sous la main.

Voici quel nous a semblé être le meilleur mode de chargement d'un brancard sur le chariot d'une pompe à incendie (pompe à bras, bien entendu, du modèle admis dans les concours).

114. — Pour cette manœuvre, quatre hommes sont nécessaires.

Le brancard, chargé de son blessé, est amené à quelques pas à l'arrière du chariot, la tête du malade tournée du côté du véhicule.

(Fig. 15.) — *Chargement d'un brancard sur le chariot d'une pompe à incendie.*

Un aide soulève alors la flèche du chariot à hauteur de ceinture, et a soin de le maintenir très solidement, dans une position bien horizontale, pendant tout le temps que dure le chargement. Un second aide, prenant la barre d'arrêt sur le flasque droit de la pompe, la met à sa place, comme si la pompe était sur son chariot. Cette barre servant de traverse, sera destinée à supporter le derrière du brancard. Ce second aide va alors se mettre à son poste au brancard.

Au commandement de : *attention*, trois hommes se rangent : deux à la tête, un de chaque côté, en dehors du brancard, se faisant face ; le troisième se place aux pieds, entre les hampes, faisant face au brancard.

Ils se baissent, en ployant les jarrets et se tenant sur la pointe du pied, le siège portant sur les talons ; ils saisissent le brancard de la façon suivante : le 3e aide prend les deux hampes postérieures dans ses mains, les deux autres saisissent la hampe qui leur fait face à deux mains, l'une en dessus, l'autre en dessous.

Au commandement de : *Enlevez*, ils se rélèvent tous trois en même temps, sans brusquerie, et ils soulèvent le brancard, en le maintenant horizontal, jusqu'à hauteur de ceinture.

Au commandement de : *Posez*, les deux porteurs, faisant franchir aux pieds de tête la barre d'arrêt du chariot, placent momentanément ces pieds sur le chariot ; le 3e aide maintient à la même hauteur l'arrière du brancard.

Au commandement de : *Poussez*, ce 3e aide pousse doucement le brancard en avant, les deux autres soutenant les hampes, en passant leurs bras par-dessus les roues, soulagent un peu la tête du brancard, jusqu'à ce que tous trois poussant ainsi le brancard vers l'extrémité antérieure du chariot, la traverse de têtière vienne toucher le heurtoir, à ce moment ils le déposent sur le chariot. Comme le brancard est un peu trop long pour le chariot, et que ses pieds postérieurs tomberaient dans le vide, les deux hampes sont posées par le 3e aide sur la barre d'arrêt du chariot qui leur sert de support.

Pour que le brancard ainsi placé ne vienne pas à glisser pendant la marche, on attache à l'aide d'une corde, la barre d'arrêt du chariot avec la traverse du brancard, qui réunit les hampes, au niveau des pieds postérieurs.

Il va sans dire que le malade ainsi couché doit être emmené avec précaution, et que le brancard ne sera monté sur le chariot, que quand le terrain ne sera pas accidenté et que le transport pourra s'effectuer sur une bonne route ou un chemin bien égal, afin d'éviter au blessé toute secousse et par suite toute aggravation de douleur.

OBLIGATIONS DES COMMUNES

EN CAS D'ACCIDENT

Un mot en terminant dans l'intérêt des blessés de l'avenir.

Toute commune est responsable des accidents survenus aux Sapeurs-Pompiers en service commandé ou pendant un incendie, comme le prouve l'extrait ci-dessous de la loi de 1851.

Il est donc utile qu'après tout accident, l'intéressé fasse établir un certificat d'origine de blessure ou de maladie conforme au modèle ci-après.

Extrait de la loi des 27 février, 12 mars et 5 avril 1851, sur les secours à accorder aux Sapeurs-Pompiers victimes de leur dévouement dans les incendies, ainsi qu'à leurs veuves et à leurs enfants.

Article 1er. — Les officiers, sous-officiers et soldats des bataillons, compagnies ou subdivisions de compagnies de Sapeurs-Pompiers municipaux, qui, dans leur service, auront reçu des blessures ou contracté une maladie entrainant une incapacité de travail temporaire ou permanente, auront droit à des secours ou des pensions suivant les circonstances.

Les veuves ou les enfants de ceux qui auront péri dans le service, ou qui seront morts des suites des blessures reçues ou des maladies contractées dans le service auront également droit à des secours ou des pensions.

Art. 2. — Les pensions pourront être temporaires ou à vie ; toutefois les pensions accordées pour un temps déterminé s'éteindront par le décès du titulaire, avant le terme assigné à leur durée, lorsque la reversibilité n'en aura pas été ordonnée.

Art. 3. — Les secours et pensions seront dus :

1° Si l'accident a eu lieu dans un incendie, par la commune où le Sapeur-Pompier aura été tué, blessé ou atteint, en luttant contre l'incendie ;

2° Si l'accident, n'étant pas arrivé dans un incendie, a eu lieu néanmoins dans le service, par la commune à laquelle appartiendra le bataillon, la compagnie ou la subdivision de compagnie, dont le Sapeur-Pompier fera partie.

. . . .

MODÈLE

du Certificat à faire établir en cas de blessure ou de maladie survenues dans un service commandé.

Les soussignés :

(1er témoin)

(2e témoin)

(3e témoin)

certifient que le (jour, mois, année), à heure

dans (tel service),

le (grade, nom, prénoms, compagnie),

a été atteint de (indiquer la maladie ou blessure).

A la suite de cette affection, il a été malade du au

(Signatures des 3 témoins.

(Date.)

LE MÉDECIN,

(Signature.)

Vu et vérifié :

LE COMMANDANT,

(Signature.)

FÉDÉRATION DES OFFICIERS & SOUS-OFFICIERS
des Sapeurs-Pompiers de France et d'Algérie

CONCOURS
Manœuvre d'Ambulance et de Secours aux Blessés

QUESTIONNAIRE.	Numéros du manuel où se trouve la réponse à ces questions.
1. Quels sont les soins généraux à donner dans tous les genres de blessures ou d'accidents ?	15.16.17
2. Quelle position doit-on donner à un blessé ?	18.19
3. Comment ranime-t-on un blessé ? Comment calmer sa soif ? Comment fait-on boire un blessé qui ne peut se soulever ?	20.21
4. Qu'est-ce que l'asphyxie ? Ses espèces ?	23.24
5. Quels sont les soins généraux à donner dans tous les genres d'asphyxie ?	25.26
6. Comment pratique-t-on la respiration artificielle ? Dans quels cas ? D'après quels procédés ?	27.28.29.30
7. Quels sont les premiers soins à donner dans les cas d'asphyxie par les gaz irrespirables ?	32.31
8. Quelles précautions faut-il prendre pour se porter au secours d'une personne asphyxiée par les gaz irrespirables ?	33
9. Quels sont les premiers soins à donner dans les cas d'asphyxie par la chaleur ?	35
10. Quels sont les soins à donner dans les cas d'asphyxie par le froid ?	36
11. Quels sont les soins à donner dans les cas d'asphyxie par obstacle mécanique à la respiration (pendus) ?	37
12. Quels sont les soins à donner dans les cas d'asphyxie par submersion ? Secours aux noyés ?	38
13. Qu'est-ce que la syncope ? Comment se produit-elle ? A quoi la reconnaît-on ?	39.40
14. Quels soins faut-il donner à une personne privée de connaissance ?	41
15 Qu'est-ce qu'une hémorragie ? A quoi reconnaît-on la nature de l'hémorragie, si elle est artérielle veineuse ou capillaire ?	42.43
16. Enumérer les divers moyens d'arrêter les hémorragies ?	44.45 46.51

MANŒUVRES.

	Numéros du Manuel où l'on trouve la description
1. Pratiquer la respiration artificielle selon le procédé de Sylvester, celui de Laborde ou mieux à l'aide des deux procédés combinés (simulacre).........	28.29.30
2. Faire la compression directe avec les doigts, ou par tamponnement, dans un cas d'hémorragie d'un membre (1)................................	47.50
3 Faire la compression indirecte avec les doigts, aux points de compression indiqués pour les diverses artères..............................	48.49.50
4. Faire la compression avec le garrot réel ou improvisé (à la cuisse ou au bras)...................	51.52
5. Faire la compression avec un tourniquet à baguettes (à la cuisse ou au bras)......................	51.53
6. Pratiquer l'immobilisation d'une fracture de jambe.	64
7. Pratiquer l'immobilisation pour fracture de cuisse..	65.67
8. Pratiquer l'immobilisation d'un membre supérieur fracturé....................................	66.67
9. Pratiquer l'immobilisation d'une fracture de côtes, de la mâchoire..............................	68.67
10. Faire relever un blessé par un homme seul et le faire transporter..............................	84 85
11. Faire relever un blessé par deux hommes et le faire transporter selon les diverses manières indiquées (ce qui constituera autant de manœuvres).....	84.86.90.91.92
12. Faire le sauvetage d'un blessé par une échelle.....	93.94.95 96
13. Faire monter et démonter le brancard.......	98.99
14. Faire placer un blessé sur le brancard en indiquant le genre de blessure supposé et le faire transporter. Le déposer du brancard (ce qui constituera autant de manœuvres).	100.101.102.103.104 105.106.107.108.111
15. Faire ce même exercice en franchissant un fossé, une haie (4 hommes)............................	109.110
16. Faire charger un brancard avec son blessé sur un chariot de pompe................................	113

(1) Dans chaque manœuvre d'arrêt d'une hémorragie, on désignera le point de l'hémorragie au bras, à l'avant-bras, à la cuisse, à la jambe, etc. Il en sera de même dans les applications d'appareil de fractures.

TABLE DES FIGURES

TABLE DES MATIÈRES

DEUXIÈME PARTIE

Soins à donner aux blessés

CHAPITRE PREMIER

Soins généraux

Pages.

CHAPITRE DEUXIÈME

Soins à donner dans les cas d'asphyxie, de syncope

CHAPITRE TROISIÈME

Soins à donner dans les cas d'Hémorragie

CHAPITRE QUATRIÈME

Soins à donner dans les cas de Fracture, de Luxation, d'Entorse

CHAPITRE CINQUIÈME

Soins à donner dans quelques autres cas

TROISIÈME PARTIE

Relèvement, Conduite et Transport des Blessés

CHAPITRE PREMIER

Relèvement et Conduite

CHAPITRE DEUXIÈME

Transport des Blessés

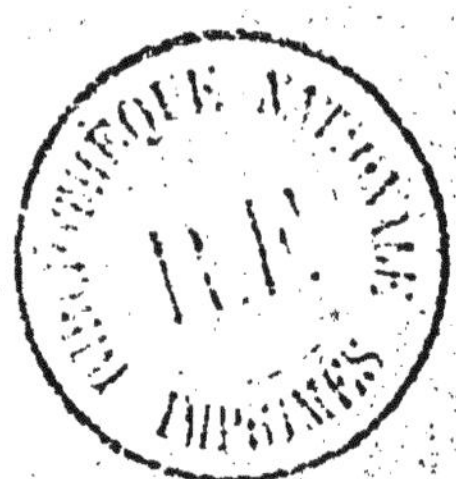

Orléans, Imp. Georges MICHAU et Cie

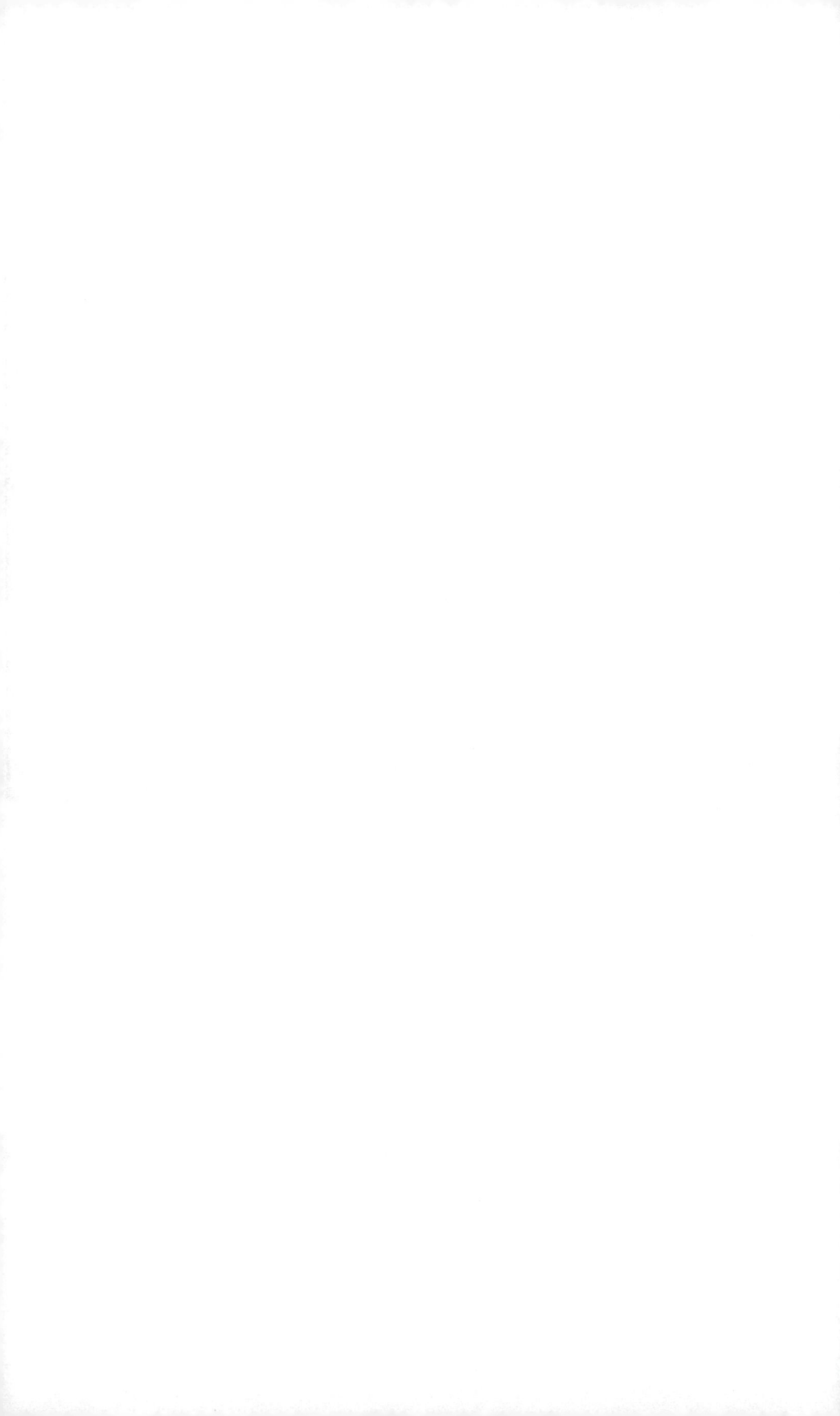

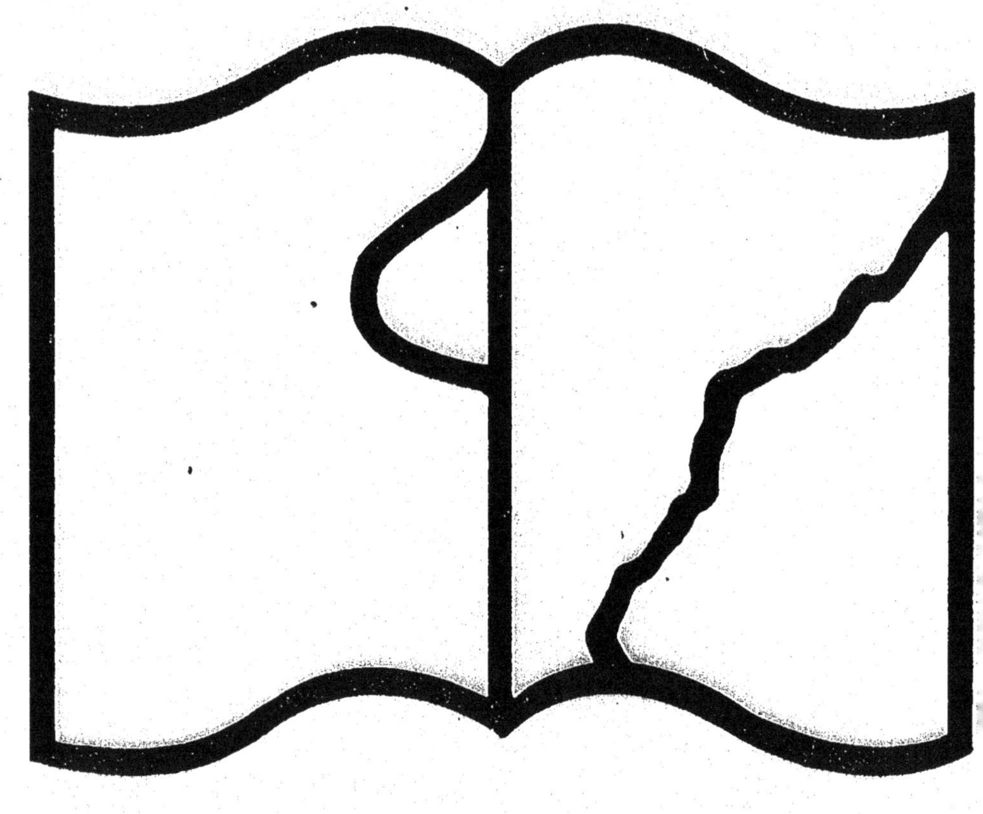

Texte détérioré — reliure défectueuse

NF Z 43-120-11

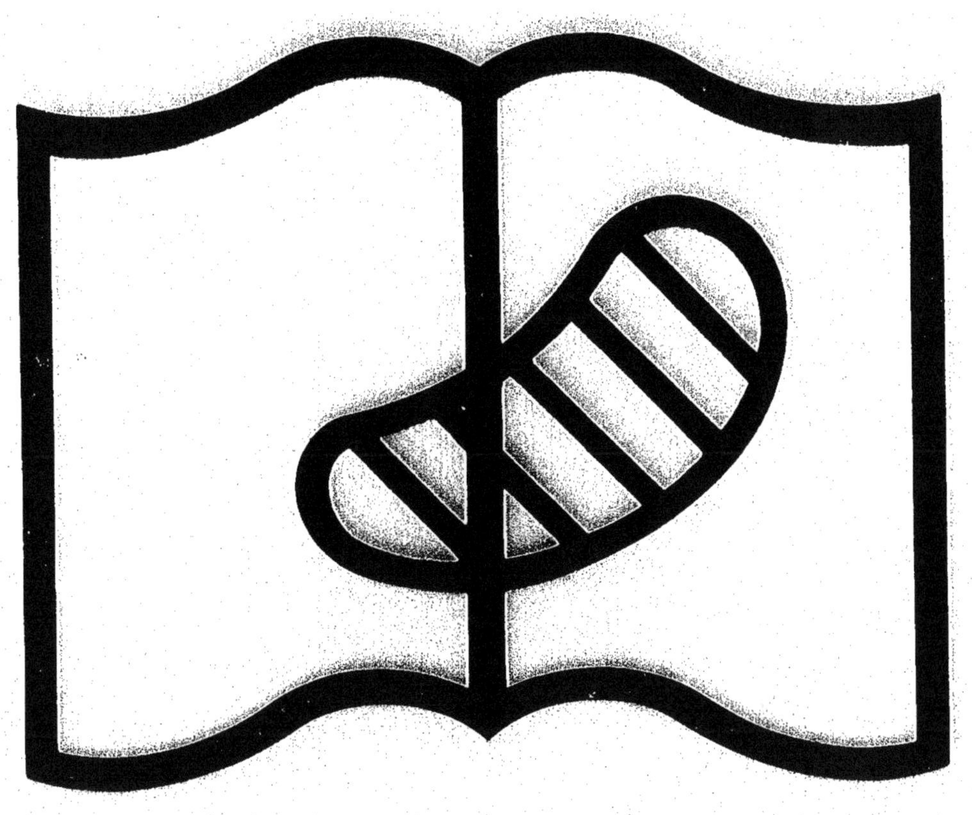

Reliure serrée

www.ingramcontent.com/pod-product-compliance
Ingram Content Group UK Ltd.
Pitfield, Milton Keynes, MK11 3LW, UK
UKHW012039240726
13965UKWH00003B/906